新生儿精细化护理系列

丛书主编 胡晓静

新生儿精细化
气道集束护理技术

XINSHENG'ER JINGXIHUA QIDAO JISHU HULI JISHU

本册主编 郑如意 王 玲

U0381597

 中国出版集团有限公司

 世界图书出版公司
上海 西安 北京 广州

图书在版编目(CIP)数据

新生儿精细化气道集束护理技术/郑如意,于玲主编.—上海:上海世界图书出版公司,2023.8
(新生儿精细化护理系列/胡晓静主编)
ISBN 978-7-5232-0331-6

Ⅰ.①新… Ⅱ.①郑… ②于… Ⅲ.①新生儿—气管—护理 Ⅳ.①R174

中国国家版本馆 CIP 数据核字(2023)第 060995 号

书　　名	新生儿精细化气道集束护理技术
	Xinsheng'er Jingxihua Qidao Jishu Huli Jishu
丛书主编	胡晓静
本册主编	郑如意　于　玲
责任编辑	沈蔚颖
装帧设计	袁　力
出版发行	上海世界图书出版公司
地　　址	上海市广中路 88 号 9-10 楼
邮　　编	200083
网　　址	http://www.wpcsh.com
经　　销	新华书店
印　　刷	杭州锦鸿数码印刷有限公司
开　　本	889mm×1194mm　1/32
印　　张	10.125
字　　数	172 千字
版　　次	2023 年 8 月第 1 版　2023 年 8 月第 1 次印刷
书　　号	ISBN 978-7-5232-0331-6/ R·668
定　　价	70.00 元

丛书编写委员会

总主编

胡晓静

主审

周文浩　曹　云

顾问

黄国英　张玉侠　陈　超

丛书编委

（按姓氏笔画排序）

于　玲	马月兰	王　丽	王　玲	王　燕	王国琴
冯世萍	吕天婵	朱亭立	朱晓婷	任　燕	刘　晴
汤晓丽	李　文	李　芳	李丽玲	杨　芹	杨童玲
轩　妍	时富枝	吴莎莉	张先红	陆春梅	陈　芳
陈红雨	季福婷	金玉梅	赵　磊	胡　雪	胡艳玲
贺　芳	钱葛平	徐红贞	翁　莉	唐云飞	唐英姿
程晓英	谢　珺	蒙景雯	熊小云	熊永英	薛阿丽

本册编写者名单

分册主编

郑如意　于　玲

分册参编

（按姓氏笔画排序）

于　玲　马月兰　冯世萍　罗飞翔

郑如意　陶一波

序　言

新生儿中的早产儿(born too soon)已经成为全球关注的焦点,每年大约有1 500万早产儿出生,世界上出生10个婴儿中约有1个是早产儿,他们很脆弱。5岁以下儿童死亡中有40%是新生儿,而早产儿是新生儿死亡中最主要的死亡原因,生存下来的早产儿中还有相当一部分要面临终身残疾如脑瘫、智力障碍、学习障碍、慢性肺部疾病、视力和听力等问题。早产成为一个公共卫生问题。

健康的新生儿需要做好从孕期、产期到新生儿期的全面的连续性的精细化照护,照护团队包括了非常多的角色。对于住院的新生儿来说,重要的三大角色是医生、护士以及父母,每个角色都需要付出120%的努力,同时又充分地相互配合才能得到一个较好的结局。新生儿护士是责无旁贷地一直守护在住院新生儿身边的角色,他们精细化照护能力关系到新生儿的短期结局和长期预后。新生儿护理水平需要加速提升,与医生角色进行完美地配合,最终改善新生儿尤其是早产儿的结局。

复旦大学附属儿科医院(以下简称"复旦儿科")一直

1

将新生儿的医护国内外联合培养放在重要的位置，投入了大量的资源，也培养出很多非常优秀的人才，这是复旦儿科新生儿包括极超低出生体重早产儿获得良好预后的保障。近年来，复旦儿科的新生儿生存率、极超低出生体重儿的生存率都逐渐接近发达国家水平，作为国家儿童医学中心更加有责任和使命与全国同道一起提升和进步，造福全国的新生患儿。《新生儿精细化护理》系列图书由新生儿护理团队发起，将复旦儿科多年来积累的新生儿精细化照护经验进行了总结，内容涵盖了新生儿发育支持护理、呼吸道的精细化护理、皮肤以及血管通路的精细化护理等临床必备的精细化护理知识和实践经验，具有很高的参考实用价值。当然，新生儿精细化护理远远不止这些，希望复旦儿科护理团队继续不断努力学习和实践，总结出更多的经验，与更多的医疗中心和家庭分享，为新生儿健康的未来加倍努力！

复旦大学附属儿科医院院长

2022 年 12 月

前　言

-----------------------------------|-----------------------------------

出生体重 1 500 g 以下的新生儿称为"极低出生体重儿"，出生体重＜1 000 g 的新生儿称为"超低出生体重儿"。2005 年和 2010 年，我国学者先后完成两次较大规模的全国性新生儿流行病学调查显示极超低出生体重儿占所有住院早产儿的比率约为 8%。近年来随着辅助生殖技术的广泛应用和高龄产妇增多等原因，极低出生体重儿所占的比重有上升趋势。极低、超低出生体重儿出生时各脏器的功能极不成熟，临床病死率和并发症发生率均很高。根据 2010 年世界卫生组织（WHO）统计数据，死亡早产儿中约 2/3 为极超低出生体重儿。随着新生儿诊疗护理技术的进步，2020 年中国新生儿协作网数据显示，胎龄 28 周早产儿的生存率达到 80% 左右。尽管如此，如何提高他们的生存率同时提高生存质量，依然是新生儿医学领域的重要课题。

极低、超低出生体重儿的关键救治技术包括应用肺泡表面活性物质、有创和无创机械通气、肠外营养以及抗生素等，这些救治技术在我国许多新生儿重症监护病房已经非常成熟，甚至接近发达国家的水平。极超低出生体重儿的生命非常脆弱，对护理技术有着极高的要求。在临床医学不断发展的同时，护理专业技术需要协同提

1

高,例如 NIDCAP 技术、气道特殊护理技术、喂养技术、血管通路建立和管理技术以及家庭参与式护理技术等,都需要更细化的微护理专业团队细致地实施,这些在很大程度上直接影响了这些小早产儿的预后。因此,这样的护理工作要求护士们具有很好的职业素养和很高的技术水平,是一个责任特别重、技术含量特别高的专业。

复旦大学附属儿科医院新生儿重症监护病房每年收治的极低、超低出生体重儿达 500 例左右,在精细化护理技术方面积累了丰富的经验,本系列丛书基于大量的证据以及临床护理实践,针对新生儿临床常用的系列护理技术进行了分册介绍。携手全国部分新生儿护理同仁们,以深入浅出的方式倾情撰写了各分册,力求让新生儿科护士学习起来比较轻松且容易掌握,最终使全国的新生儿及其家庭受益。

在本书出版之际,感谢上海市科学技术委员会"长三角极低、超低出生体重早产儿精细化照护技术的联合攻关项目(项目编号:18495810800)"资助,感谢中国医药教育协会新生儿护理分会,以及国家儿童医学中心护理联盟新生儿亚组的同仁们的精诚合作,感谢新生儿科的前辈们在新生儿护理发展中的积淀,感谢我的导师黄国英教授对新生儿护理的重视和张玉侠教授的引领,感谢新生儿科周文浩教授、陈超教授、曹云教授的大力支持,特别要感谢全国新生儿科护士姐妹们勤勤恳恳的工作和奉献,是你们亲手挽救了千千万万宝宝们稚嫩的生命!

胡晓静

2022 年 12 月

目　　录

第一章　新生儿呼吸系统特点

　第一节　概述 ……………………………………… 1

　第二节　新生儿呼吸系统的解剖结构 …………… 4

　第三节　呼吸系统的生理特点 …………………… 8

　第四节　上呼吸道的生理特点 …………………… 16

　第五节　下呼吸道的生理特点 …………………… 18

第二章　新生儿氧疗

　第一节　新生儿氧疗的指征 ……………………… 21

　第二节　新生儿氧疗的方式 ……………………… 26

　第三节　新生儿氧疗的监护与管理 ……………… 32

第三章　新生儿氧疗的不良作用及预防

　第一节　早产儿视网膜病的预防 ………………… 37

　第二节　支气管肺发育不良的预防 ……………… 44

第四章　无创通气的护理管理

　第一节　无创通气概述 …………………………… 61

第二节　持续呼气末正压通气(CPAP/PEEP)

　　　　　·· 71

第三节　经湿化高流量鼻导管吸氧 ········· 85

第四节　Vapotherm 精准流量系统 ········· 88

第五节　鼻塞间歇正压通气 ··············· 95

第六节　无创通气的佩戴与固定············· 102

第七节　无创通气的护理····················· 108

第五章　有创通气的护理管理

第一节　有创通气概述····················· 123

第二节　有创通气的护理····················· 130

第六章　常频机械通气模式

第一节　间歇指令通气模式················· 141

第二节　同步间歇指令通气模式············· 149

第三节　辅助/控制通气模式 ··············· 153

第四节　压力支持通气模式················· 156

第五节　容量控制通气····················· 161

第六节　容量保证通气····················· 167

第七节　压力控制通气····················· 176

第七章　高频机械通气模式和一氧化氮治疗

第一节　高频机械通气概述················· 185

第二节　高频喷射通气····················· 203

第三节　高频振荡通气 ･･････････････ 217

第四节　一氧化氮吸入治疗 ･････････ 228

第八章　常用的气道护理技术

第一节　机械通气时气道内吸引 ･･････ 245

第二节　密闭式吸痰技术 ･････････ 256

第三节　浅吸痰 ･･･････････････ 260

第四节　雾化吸入 ･･･････････････ 262

第五节　气道湿化技术 ･････････････ 275

第六节　气管插管防脱管技术 ･･･････ 284

第九章　呼吸机相关性肺炎的预防策略

第一节　概述 ･･････････････････ 289

第二节　呼吸机相关性肺炎发生的
　　　　预防策略 ･･･････････ 290

第三节　国际上常用的预防策略 ･････ 293

附录　新生儿气道集束化护理管理技术关键点总结
･･･････････････････････････ 303

第一章
新生儿呼吸系统特点

第一节　概　　述

胎儿在宫内依靠胎盘与母体进行气体交换,出生时胎儿-胎盘循环的中断需要新生儿立即建立有效的气体交换,且出生后肺为主要呼吸器官,因此在出生前肺发育成一个有效的气体交换器官是新生儿在宫外存活的首要条件。

一、肺的生长发育及生后适应性变化

肺的生长发育可分为胚胎期、假腺体形成阶段、小管形成阶段和肺泡阶段。每个阶段有其特殊的结构发育特点,但各分期间亦存在相互重叠的现象,见表1-1。

表1-1　肺发育主要阶段及变化特点

发育阶段	孕周	变化特点
胚胎期	0～7	气道开始分化,肺芽形成,血管与心脏相连
假腺体形成阶段	7～17	前腺泡、血管、淋巴管与气道共同发育

（续表）

发育阶段	孕周	变化特点
小管形成阶段	17～25	呼吸性细支气管开始发育,气道上皮细胞出现分化,Ⅰ型和Ⅱ型细胞出现,孕22周表面活性磷脂首次发现
囊泡和肺泡阶段	25～足月	呼吸道增大,囊泡及随后肺泡进行发育,为生后气体交换提供了解剖学基础

中国新生儿复苏项目专家组.国际新生儿复苏教程更新及中国实施意见[J].中华围产医学杂志,2018,21(2):73-80.

二、肺表面活性物质

肺通气和气体交换只有在小管期的末期才能进行,因此肺表面活性物质(pulmonary surfactant,PS)的存在是决定早产儿能否存活的主要因素之一。孕22～24周时PS已存在于Ⅱ型肺泡细胞,但分泌量不足,孕30周时PS出现在终末气囊,孕34～35周以后PS迅速进入肺泡表面。出生前母亲应用糖皮质激素出生后给予外源性PS对提高早产儿存活率具有重要意义。

（一）PS的功能

PS的主要功能是降低肺泡气液界面的表面张力,维持肺泡的稳定性。此外,PS还具有其他功能:

（1）保持肺泡干燥,防止肺水肿。

（2）保持肺泡上皮通透性的完整性。

（3）维持小气道完整性,保护气道。

（4）增加纤毛功能和协助吞噬细胞，发挥抗病毒和细菌感染的作用等。

（二）PS 的临床应用

1. 新生儿呼吸窘迫综合征（neonatal respiratory distress syndrome，NRDS）

胎龄＜34～35 周的早产儿，因肺发育未成熟，肺泡Ⅱ型上皮细胞合成和分泌 PS 不足，极易发生新生儿 NRDS。PS 对新生儿 NRDS 有较好疗效，可改善缺氧症状及血气结果。经研究表明，经 PS 治疗后，NRDS 病死率已降至 20％以下。

2. 遗传性肺 PS 缺陷症

一些患儿因 SP－B 或 SP－C 基因缺陷或突变，无法生成 PS 或 PS 生成不足，从而发生 NRDS。对于此类患儿，PS 治疗同样适用。

3. 胎粪吸入综合征（meconium aspiration syndrome，MAS）

MAS 患儿内源性 PS 受损严重，可给予外源性 PS 治疗。研究发现，PS 对 MAS 的治疗已取得良好成效。

4. 其他

窒息、氧中毒、呼吸衰竭、肺纤维化、肺栓塞、二氧化碳中毒等均有不同程度的肺水肿、肺不张、肺出血及肺泡形态结构的破坏，这些病理变化可通过多种途径使 PS 的再利用等环节发生障碍，使 PS 的生化成分和表面活性发生异常，不能发挥相应的作用，因此，临床可给予 PS 制剂进行治疗。

第二节 新生儿呼吸系统的解剖结构

新生儿呼吸系统以环状软骨为界划分为上、下呼吸道。上呼吸道包括鼻、鼻窦、咽部、咽鼓管、会厌、喉；下呼吸道包括气管、支气管、毛细支气管、呼吸性细支气管、肺泡管及肺泡。

一、鼻腔

新生儿鼻道狭窄，下鼻道未发育完全；鼻腔黏膜血管和淋巴管丰富，轻微炎症充血就可使鼻腔更为狭窄甚至闭塞。因此，易出现呼吸困难。

二、鼻窦

新生儿出生时额窦尚未出现；上颌窦很小；蝶窦虽已存在，但至3～5岁后才具有临床意义；筛窦发育不完全。因此，不易发生鼻窦炎。

三、鼻咽部和咽部

新生儿鼻咽腔较为狭小，呈垂直方向；舌位于咽前部，舌体较大，舌前端宽而无舌尖，舌系带较短，不易伸出口腔；新生儿常取平卧位，舌根靠后，喉部较高。因此，易出现呼吸道阻塞。扁桃体在新生儿时处于腭弓间,腺窝和血管不发达,至 1 岁时随全身淋巴组织发育而增大,4～10 岁为迅速发育期,13～15 岁逐渐退化。

四、喉

新生儿喉部呈漏斗状;软骨软,易变形;喉门小,喉下界高;声带及喉黏膜较薄弱,富含血管及淋巴组织。因此,当有轻微炎症时,即可致喉梗阻。

五、气管、支气管

新生儿气管长 4 cm,约为成人气管长度的 1/3;气管分叉处平 T3～T4;右主支气管粗短,方向较陡直;左支气管细长,方向较倾斜。因此,异物易进入右侧支气管。气管、支气管较为狭窄,气道阻力大;软骨软,弹力纤维及肌肉尚未发育完善,管壁易变形;黏膜柔软,血管较为丰富,纤毛运动较差。因此,易发生感染,进而导致呼吸困难。

六、肺

(一) 肺泡及肺泡毛细血管

刚出生时肺腺泡直径为 1.5～2.0 mm,次级小叶直径为 2～3 mm,因此新生儿小叶性病灶多表现为斑点状。肺泡隔毛细血管为连续血管内皮,厚度为 0.1～0.2 mm,主要功能为气体交换。内皮细胞具有多种强活性酶,参与多种生物活性物质的代谢和转化过程。先天性肺毛细血管发育不全征系肺内毛细血管发育障碍,表现为出生早期不明原因持续低氧血症及肺动脉高压,但是肺泡仍可充气扩张。病理解剖显示扩张的大量肺泡壁变薄,明显缺乏毛细血管结构。在继发性慢性肺损伤的肺泡病理中,以及出生后4~6周的肺病理检查中均可发现肺泡壁结构简单化,肺泡隔间缺乏毛细血管,或者肺泡间隔有纤维结缔组织大量沉着,这种现象称为肺泡重构(remodeling)。

(二) 肺门与肺纹理

肺门阴影多与中部纵隔阴影重叠,不能显示;正常右下肺动脉干的宽径一般在3~5 mm范围内;正常上肺野血管影的断面直径<1 mm;肺纹理自肺门向外伸展逐渐分支变细,边缘光滑锐利,走向分布规则。正常新生儿出生后24~72小时内的肺纹理常增粗模糊。

(三) 肺野

生后3秒钟X线胸片示已充气;出生后15分钟两肺已充气完全,肺野清晰,胸廓扩张良好;正常叶间胸膜出现率可达15%~70%。

(四) 胸腺

正常新生儿于正位X线胸片中胸腺的出现率在38.8%~70%。正位X线胸片上胸腺内缘与大血管、心脏重叠,外缘和下缘与肺组织相邻而显示清楚;侧位X线胸片上胸腺位于胸骨后,其下缘平直或微凸。常见的胸腺形态有以下几种:锥形、圆弧形、单侧或双侧帆形、波浪形、柱形和怪异形。

（五）肺小血管

肺血供依赖肺动脉和支气管动脉系统。出生时肺动脉和大动脉血管一样,中层均有完整肌层,且结构相似。在 2 岁左右,肺动脉厚度只有大动脉的 60%,弹力纤维减少。支气管动脉在出生时仅有少量血管为肌性,随着肺动脉压下降,肌性结构逐渐消失,代之以新生支气管动脉血管,伴随新生的终末肺单位的产生和肺的增大。出生后肺内动脉血管发育在 4 个月时,肌性动脉长到呼吸性小支气管水平,3 岁时甚至可达到肺泡导管。含弹力纤维蛋白的阻力性小动脉一般直径＞1.0 mm。即使介于 0.1～1.0 mm 直径的小动脉也可保持有完整的平滑肌中层和具有弹力纤维的内膜和外膜。此种肌性小动脉为毛细血管前阻力性血管,构成肺血管阻力的 50% 以上。在持续低氧状况下,可以出现反射性痉挛,使肺血流下降。

七、呼吸肌

新生儿肋间肌较弱,因此,在胸内压变化时易产生肋间隙凹陷或膨出。研究表明,新生儿肺气肿时,70% 患儿可出现肋间肺膨出征。

八、胸廓

初生和肺充气不足的小儿胸廓呈钟形,肋骨倾斜度大,胸中上部狭小而基底部宽大。呼吸正常的足月新生儿胸廓前后径和左右径相等,后肋几乎呈水平方向,横膈位于第 8～9 肋水平,胸廓呈圆柱形。

第三节　呼吸系统的生理特点

在呼吸系统发育中,包含了分化和肺组织形态发生、适应大气环境下呼吸、肺生长和呼吸功能的成熟三个主要阶段。前两阶段是在出生前和出生后不久完成的,第三阶段取决于出生后机体发育、全身代谢和脏器功能需要。在这些阶段会出现各种原因导致发育的障碍,可以解释多种疾病的发生原因和转归。先天性发育障碍相关的病因,可以导致严重且不可逆转的病变,而后天性损害则可能得到代偿,并随着肺和呼吸系统的发育而逐渐恢复。

一、肺通气和换气特点

在胸廓内,扩张肺的回缩倾向产生弹性回缩力,这种弹性回缩力和胸壁的弹性阻力使肺维持扩张状态。但是新生儿胸壁柔软,耐疲劳的呼吸肌肌纤维明显少于成人,且功能残气量接近于残气量,肺内氧储备较少,这些特点最终导致新生儿肺扩张受限,呼吸效率降低,所以比成人及儿童更易发生呼吸衰竭。平静呼吸时,肺部主要通过膈肌和肋间肌的舒缩完成气体进出,而用力呼吸时,呼吸的辅助肌肉、上呼吸道肌肉、颈部肌肉、背部肌肉和胸锁乳突肌均参与到呼吸过程中,进而增加胸廓容量且产生胸膜腔负压,促使肺扩张,改善通气能力。标准环境下,肺从吸入气体中获取氧气,氧气被转运至血液,血液中的二氧化碳经毛细血管扩散至肺泡中,通过呼吸排出体外。通气血流比(V/Q)为 1,氧气和二氧化碳在组织和肺内应以同等速度交换,但实则吸入的氧气比呼出的二氧化碳多,故呼吸交换率(R)并不为 1,而是约等于 0.8。通气不足可发生于肺水肿、肺膨胀不全或支气管狭窄。

(一) 呼吸频率和节律

呼吸频率指每分钟的呼吸次数,呼吸节律指呼吸活动的时间规律性。新生儿多表现为呼吸节律不齐。周期性呼吸指呼吸时短暂性停止<20 秒,然后又恢复。呼吸暂停指呼吸停止>20 秒并伴有其他生理改变。新生儿平静呼吸时的呼吸频率在 35 次/分,但多在 30~60 次/分间波动,至儿童期呼吸频率减少到 15~20 次/分。主要因为随着肺发育长大,气道至外周肺泡距离增加,气流充盈肺泡及排出气体所需的时间相应延长,使呼吸周期延长,但同时也因为肺泡总表面积显著增加,从而满足了机体代谢需要。早产儿肺部病变时,如果出现气道通气障碍或肺部炎症,使有效气体交换面积和效率下降时,就需要依靠加快呼吸频率来保持气体交换,以满足机体代谢需要。

(二) 肺通气量

基本肺容积包括潮气量、吸气储备量(补吸气量)、呼气储备量(补呼气量)、残余气量。潮气量指一次呼吸时进入或排出肺部的气量。新生儿潮气量一般以体重修正，为 6～8 mL/kg。肺容量为基本肺容积中任两项或两项以上的联合气量。其中深吸气量（inspiratory capacity，IC）为平静呼气末作最大吸气时所能吸入的气体量，相当于潮气量与补吸气量之和。功能残气量（functional residual capacity，FRC）为平静呼气末尚存留于肺内的气量，相当于残气量和补呼气量之和。新生儿出生早期肺液排出后，获得 FRC 20～25 mL/kg，至儿童期保持为 25～30 mL/kg 水平，至成年可以达到 30～35 mL/kg。FRC 的生理意义为缓冲呼吸过程中肺泡气中氧和二氧化碳分压的过度变化，使肺泡气和动脉血的动脉血氧分压及二氧化碳分压不会随呼吸而发生大幅度波动，以利于气体交换。

（三）换气功能

进入肺部的气体约 2/3 到达呼吸性细支气管和肺泡，参与气体交换；约 1/3 在大小气道管腔，不参与气体交换，为解剖无效腔。在由呼吸性细支气管、肺泡导管、肺泡囊和肺泡组成的呼吸性功能单位中，通过成千上万个微小肺泡，吸入气体中的氧气通过肺泡隔弥散至肺泡毛细血管并进入血液循环，血液中的二氧化碳气体进入肺泡，随呼出气排出体外。动脉血液将氧气带到外周组织并释放，使组织获得氧供，并将组织代谢产生的二氧化碳带回到肺部，从而保证机体的氧和二氧化碳代谢平衡。在新生儿期，当肺部气体交换保持合适的通气和血液灌流比例时,通气-血流比接近1。如果因肺外分流(动脉导管、卵圆孔未闭,房、室间隔缺损),肺部血流显著减少,或肺内动静脉分流,参与气体交换的毛细血管网减少,则通气-血流比例增大。没有参加气体交换的肺泡部分则成为生理无效腔。

二、肺顺应性的特点

肺顺应性是指单位压力下肺容量的改变,有动态和静态之分。正常情况下,新生儿的肺动态顺应性与静态顺应性相等。肺顺应性受肺容量的影响,因此,校正肺容量是比较肺顺应性的前提。肺静息顺应性/功能残气量是最常用的校正方法,比值为肺特异顺应性。成人与婴儿应该有相同的特异肺顺应性。通气不好的肺泡在深呼吸时被打开,致肺顺应性增高,而固定潮气量致肺顺应性降低。呼吸时间常数是指肺泡压力和近端呼吸道压力达到平衡所需要的时间,其在肺顺应性相对不变时会随阻力改变而改变。肺膨胀时,肺阻力正常,呼吸时间常数较短的肺单位被迅速扩张。肺阻力增强时,呼吸时间常数变长,肺膨胀速度变慢。呼吸频率增加时,吸气时间缩短,仅呼吸时间常数较短的肺单位才能被扩张,肺顺应性相应增加。

三、新生儿呼吸控制的特点

呼吸控制是一个极其复杂的过程,涉及呼吸中枢、中枢感受器及呼吸肌。呼吸中枢是位于脑干的一组神经元，接收感受器的传入信息，给呼吸肌发出刺激信号，进而调节呼吸运动。新生儿的呼吸调节机制显著成熟，而早产儿呼吸中枢发育不完善，易发生周期性呼吸、不规则呼吸甚至呼吸暂停。前包钦格复合体（pre-botzinger complex，PBC）位于延髓，由 $150\sim200$ 个神经元构成，是呼吸节律起源的关键。PBC 可被位于脑桥上部的呼吸调节中枢抑制，被脑桥下部的长吸中枢激活。中枢化学感受器位于延髓腹外侧，脑脊液中 H^+ 浓度的变化是其生理刺激，当脑脊液中 pH 值下降时可导致通气功能增强。外周化学感受器位于颈动脉体和主动脉体，其生理刺激为动脉血 H^+ 浓度和二氧化碳浓度升高、动脉血氧分压降低。此三种因素具有协同作用，当机体发生呼吸或循环衰竭时，动脉血氧分压降低和二氧化碳分压升高常同时存在，它们的协同作用可增强对化学感受器的刺激，从而增强代偿性呼吸反应。

早产儿出生后的呼吸适应涉及肺、心脏和中枢神经系统功能和结构上的调节；临床生理和病理变化使呼吸控制问题居于首位，比如气道阻塞、重症哮喘、心力衰竭、通气不足、低氧血症等；神经系统在调节呼吸上的重要作用日益突出，如新生儿缺血缺氧性脑损害、超低出生体重新生儿脑发育和呼吸暂停、小儿颅内感染和损伤等。因此，多种原因要求医护人员理解和掌握早产儿呼吸控制系统的原理。

（一）呼吸中枢

呼吸中枢为中枢神经系统内产生和调节呼吸运动的神经细胞群。呼吸的节律性来自呼吸中枢的节律性活动，由产生和调节呼吸运动的神经细胞群组成。这些细胞群广泛分布在大脑皮层、间脑、脑桥、延髓和脊髓部位，并在产生和调节呼吸运动时发挥不同的作用，并彼此协调和制约，并对传入的冲动加以整合。

1. 脊髓

脊髓中支配呼吸肌的运动神经元位于颈 3～5（支配膈肌）和胸段（支配肋间肌和腹肌）前角。脊髓不产生节律性呼吸，主要为联系高位脑和呼吸肌的中继站，但也作为整合某些呼吸反射的初级中枢。

2. 低位脑干

脑桥和延髓组成低位脑干，是产生呼吸节律的部位。脑桥上部为抑制呼吸的结构，脑桥中下部有长吸气中枢，为呼吸调整中枢。延髓中有呼吸神经元，包括吸气神经元、呼气神经元、吸气-呼气神经元、呼气-吸气神经元。这些神经元在延髓中主要集中在背侧和腹侧，其轴突交叉到对侧并下行至脊髓颈段，支配膈神经运动神经元，或支配脊髓肋间呼吸内、外肌和腹肌的运动神经元。但也可经同侧作为舌咽神经和迷走神经传出，支配咽喉部呼吸辅助肌。产生呼吸节律的神经结构较广泛，使呼吸节律发源于多部位，不易因局灶性损害而丧失呼吸节律。

3. 高位脑

大脑皮层、边缘系统、下丘脑等作为高位脑,可以随意控制呼吸、屏气、加强加快呼吸,是随意呼吸调节系统,而低位脑干对呼吸调节系统是不随意的自主节律呼吸调节系统。

早产儿的自主呼吸节律自出生后一直处于发育中,不断通过呼吸肌运动和肺扩张运动,并经反射刺激呼吸中枢的发育、调节和整合功能,并在儿童早期基本完成随意呼吸运动及调节的发育成熟。此外,呼吸和吞咽的运动协调,呼吸对心血管功能的调节,呼吸和全身运动等,均随小儿生理发育而成熟。

(二)中枢对呼吸的调节作用

呼吸中枢通过反馈机制控制呼吸活动,以保持全身性氧和二氧化碳代谢平衡。其作用依靠中枢和外周化学感受器、外周牵张感受器。呼吸肌与胸廓依靠中枢发放的冲动保持呼吸运动,但容易因过度疲劳而衰竭。新生儿和年幼儿呼吸控制和反应性与年长儿不同。

1. 化学感受器

位于颈动脉和主动脉的化学感受器对外周动脉血氧、二氧化碳分压和 pH 水平敏感,冲动经窦神经和迷走神经传入延髓。低氧、二氧化碳增高、pH 增高可以刺激呼吸加深加快,并主要经主动脉体带来血液循环变化。延髓中枢化学感受器主要对二氧化碳变化敏感,而不感受氧水平的变化。血液中的二氧化碳能够迅速通过血脑屏障,导致延髓化学感受区周围液体中 H^+ 升高,引起中枢呼吸兴奋。在一定范围内,二氧化碳水平升高可以刺激呼吸兴奋,超过一定范围,则表现为呼吸抑制。二氧化碳刺激呼吸兴奋的作用主要依靠中枢化学感受器(80%),其次为外周化学感受器(20%)。低氧则主要通过外周化学感受器使呼吸兴奋,而对于中枢则是呼吸抑制。如果持续低氧,对外周化学感受器刺激的反射作用不能抵消对中枢化学感受器呼吸抑制的刺激,则出现呼吸抑制。

2. 外周牵张感受器

肺牵张反射又称为赫-布氏反射(hering-breuer reflex),为吸气时象限制反射,当肺扩张时,气道牵张作用于气管至细支气管平滑肌内的感受器,经迷走神经传入中枢延髓,可以出现抑制性吸气神经元冲动,避免肺过度扩张,也称为迷走反射。亥氏反射(Head's reflex),为深吸气反射,当肺扩张时出现的加强性吸气。这些反射主要出现在新生儿期的早期,尤多见于早产儿。

3. 防御性呼吸反射

分布在呼吸道黏膜上皮的感受器对机械或化学刺激敏感,经迷走神经传入延髓,触发一系列协调的反射效应,为咳嗽反射。咳嗽反射包括深吸气、声门紧闭、呼气肌强烈收缩、肺内压和胸腔内压骤然上升、声门突然打开等序列过程,气流以极高的速度从肺内冲出,并将气道内异物和分泌物带出。剧烈咳嗽可以导致胸腔内压急剧升高,使静脉压和脑脊液压升高。如果刺激主要作用在鼻腔黏膜则出现喷嚏反射,感受器经三叉神经传入冲动,带来软腭下垂,呼出气主要从鼻腔喷出,达到清除鼻腔中刺激物的作用。

(三)呼吸肌和呼吸功

肺通气动力为呼吸肌运动,分为吸气(进气)和呼气(排气)过程。自然呼吸时收缩呼吸肌作用使胸腔内负压增大,胸廓增大同时使肺扩张,即肺泡的膨胀。肺内压力低于外界大气压力,气流经气道进入肺泡,在吸气末肺泡内压与外界大气压相同时,气流流动停止,进气结束。呼气时收缩呼吸肌舒张(或伴有呼气肌收缩),胸廓缩小,或者在肺组织弹性回缩作用下,使肺泡内压力高于外界大气压力,肺内气体向肺外流动,在呼气末肺内压与外界大气压相等时,气流流动停止,呼气结束。新生儿和小婴儿肋间呼吸肌发育不全,呼吸运动主要依赖膈肌,为腹式呼吸。到幼儿和儿童期,随着肋间肌发育逐渐完善,可以同时有胸式和腹式呼吸,且中枢意识控制的随意呼吸功能完善。

第四节　上呼吸道的生理特点

上呼吸道具有调节吸入空气温度、湿度和清除异物的作用,从而保护下呼吸道免受或少受微生物与有害物质侵袭,维持正常功能。随着生长发育后鼻、咽和喉腔黏膜会具有丰富的毛细血管网,能使吸入的冷空气加温至与体温相同(37℃)并使之湿化后再进入气管、支气管。

一、黏膜屏障功能

气管和支气管内壁黏膜层为假复层纤毛柱状上皮细胞,主要由纤毛上皮细胞、杯状细胞,基底细胞、神经内分泌细胞等组成,覆盖大、中、小支气管。黏膜下层分布有浆液腺、黏液腺等结构。随支气管逐级分支,柱状上皮和杯状细胞逐渐减少,至细支气管时,由假复层纤毛柱状上皮过渡为单层柱状上皮细胞和非纤毛上皮细胞为主。这些细胞的增殖、分化及功能发挥与细胞黏附分子和细胞外基质相关。这些蛋白影响细胞间的黏附、迁移、分化,参与细胞骨架构建及形态形成,在肺发育、损伤、修复中起重要的控制与调节作用。上皮细胞以及细胞下基质作为连续性界面,通过生物物理作用而成为生理屏障。肺泡的黏膜屏障作用则主要依靠肺泡上皮细胞。

二、黏液-纤毛保护机制

气道上皮细胞表面有大量黏液分泌,与上皮细胞端面的纤毛形成黏液-纤毛保护机制,并通过咳嗽作用,形成渐进式向上清除活动,可以将每日吸入的大量灰尘、颗粒、气雾、病原体清除出体外,或经咽喉部吞咽而清除。纤毛结构发育异常、病理性损伤、呼吸管理不善导致的纤毛结构和功能障碍,会影响黏液-纤毛保护功能。

第五节 下呼吸道的生理特点

一、清除作用

呼吸支气管以上部位的黏膜上皮细胞具有黏膜纤毛运转系统,它们的清除功能对防止感染非常重要。

二、肺回缩力的特点

刚出生时肺回缩力与胸廓回缩力之比,较成人为小,即肺处于膨胀状态。当需氧量增加时,因其缓冲气量较小,易出现换气不足。

三、肺泡表面活性物质

肺泡表面活性物质是覆盖在肺泡表面的一种软脂酰孵磷脂,具有调整肺泡表面张力大小与稳定的肺泡内压力的作用。因此,应保持肺泡内压稳定,防止液体渗出,以免发生肺水肿和肺出血。

（马月兰 陶一波）

参考文献

［1］FINDLAY R D, TAEUSCH H W, WALTHER F J. Surfactant replacement therapy for meconium aspiration syndrome[J]. Pediatrics，1996，97(1)：48－52.

[2] HOHLFELD J，FABEL H，HAMM H. The role of pulmonary surfactant in obstructive airway disease[J]. Europ Resp J，1997，10(2)：482－491.

[3] HUDAK M L，MARTIN D J，EGAN E A，et al. A multicenter randomized masked comparison trial of synthetic surfactant versus calf lung surfactant extract in the prevention of neonatal respiratory distress syndrome [J]. Pediatrics，1997，100(1)：39－38.

[4] BLOOM B T，KATTWINKEL J，HALL R T，et al. Comparison of infasurf (calf lung surfactant extract) to survanta (Beractant) in the tractment and prevention of respiratory distress syndrome[J]. Pediatrics，1997，100(1)：31－38.

[5] LUTZ C，CARNEY D，FINCK C，et al. Aerosolized surfactant improves pulmonary function in endotoxin-induced lung injury [J]. Am J Respir CritCare Med，1998，158(3)：840－845.

[6] DEKOWSKI S A，HOLTZMAN R B. Surfactant replacement therapy：an update on applications[J]. Pediatr Clin North Am，1998，45(3)：549－572.

[7] LOTZE A，MITCHELL B R，BULAS D I，et al. Muiticenter study of surfactant (beractant) use in the treatment of term infants with severe respiratory failure：survanta in term infants study group[J]. J Pediatr，1998，132(1)：40－47.

[8] MECOLLEY S A. Bronchopulmonary dysplasia：impact of surfactant repiacement therapy[J]. Pediatr Clin North Am，1998，45(3)：573－586.

[9] SCHULZ S，WIEBALCK A，FRANKENBERG C. Low dose surfactant instillation during extracorporeal membrane oxygenation therapy in a patient with adult respiratory distress syndrome and secondary atelectasis after chest contusion [J]. J Cardiothorac Vasc Anesth，2000，14(1)：59－62.

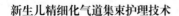

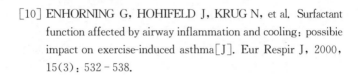[10] ENHORNING G, HOHIFELD J, KRUG N, et al. Surfactant function affected by airway inflammation and cooling: possibie impact on exercise-induced asthma[J]. Eur Respir J, 2000, 15(3): 532 - 538.

第二章
新生儿氧疗

第一节　新生儿氧疗的指征

一、概述

氧疗(oxygen therapy)是新生儿呼吸治疗的重要组成部分,是通过增加吸入氧浓度,提高肺泡氧分压,改善肺泡气体交换和氧运的过程,从而提高动脉血氧分压和血氧饱和度,来保证组织的供氧,消除或减少缺氧对机体的不利影响,早期及适当的呼吸管理可以促进新生儿疾病的预后,减少并发症的发生率,提高新生儿生存的质量。

有明显的呼吸窘迫,是"氧饥饿"的表现,表明濒临缺氧或已有缺氧,必须给氧。新生儿尤其早产儿呼吸系统代偿能力有限,存在缺氧的危险性,应该预见呼吸衰竭的发生而不是发生呼吸衰竭后再认识,对有发生呼吸衰竭危险的患儿预防性给氧是安全而明智的,依据有无发绀而给氧对新生儿并不安全。

二、氧疗原则

（1）严格掌握用氧指征。氧疗应作为药物治疗看待，临床上无发绀、无呼吸窘迫、动脉血氧分压（arterial oxygen tension，PaO_2）或经皮血氧饱和度（transcutaneous oxygen saturation，$TcSO_2$）正常者不必吸氧。对早产儿呼吸暂停主要针对病因治疗。

（2）在氧疗过程中，应密切监测吸入气中的氧浓度分数（fraction of inspired oxygen，FiO_2）、PaO_2 及 $TcSO_2$，在不同的呼吸支持水平均应尽量以最低的吸入氧浓度维持 PaO_2 在 $50\sim80$ mmHg，$TcSO_2$ 在 $88\%\sim93\%$。

（3）检查 FiO_2，低氧血症改善后及时下调 FiO_2，每次 $5\%\sim10\%$，小早产儿应每次 $1\%\sim2\%$ 往下调。避免氧浓度过高引起的肺损伤。可能发生暂时低氧血症和高氧血症，应书面记录持续时间。

（4）如患儿吸入氧浓度需求高，长时间吸氧仍无改善，应积极查找病因，重新调整治疗方案，给予相应治疗。

三、氧疗指征

（一）临床表现

1. 发绀

口唇和口腔黏膜是反映有无真正发绀最可靠和最灵敏的部位。新生儿由于氧解离曲线位置偏左，氧饱和度（SPO_2）低于 80% 时出现发绀，约相当于 PaO_2 40 mmHg

时。出现发绀表示缺氧已较严重，此时给氧已过晚。而严重贫血时，虽 PaO_2 已达 60 mmHg 以下，但由于血红蛋白未到 50 g/L，发绀可不明显。

中央性发绀是由于心肺疾病使动脉血氧分压降低所致，常表现为全身皮肤、口腔黏膜发绀，经保暖和改善循环后发绀无好转；周围性发绀发生部位为四肢末端、鼻尖等部位，经保暖和改善循环后发绀可消失（图 2-1）。

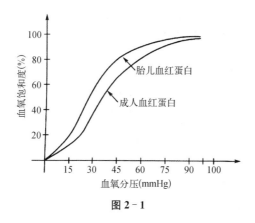

图 2-1

2. 呼吸窘迫

（1）呼吸急促：呼吸持续＞60 次/分。但仅单纯呼吸轻中度增快，一般不需给氧。如严重呼吸急促（＞80～100 次/分）或进行性增快并出现其他呼吸窘迫表现，则有可能失代偿发生缺氧。

（2）吸气性三凹征：吸气时胸骨上、下及肋间凹陷，其功率和能量消耗较增加呼吸频率大。

（3）鼻翼扇动：是指鼻翼的运动异常，平静呼吸中出现随呼吸运动而致的鼻孔扩大与缩小。

（4）呼气呻吟：是呼气相后期声门提前关闭致气流冲击声带的声音。呼气相后期声门关闭有利于增加功能残气量，防止肺泡进一步萎陷，是肺泡萎陷性疾病时的一种代偿方式。

迄今国际上仍通用 Silverman 评分法评估呼吸窘迫的轻重。如评分≥6分，提示已有缺氧或濒临缺氧（表2-1）。

表2-1　Silverman 呼吸窘迫评分法

	0分	1分	2分
上胸与腹部	同步升降	腹部先升，上胸滞后	呈反方向升降
肋间肌	无凹陷	稍凹陷	明显凹陷
剑突部	无凹陷	稍凹陷	明显凹陷
鼻孔	无扩大	稍扩大	明显扩大
呼气呻吟	无	听诊器听到	耳可听到

朱雪萍.支气管肺发育不良定义变迁及相关研究进展[J].中国儿童保健杂志，2019，27(10)：1047-1049.

（二）实验室检查

由于机体代偿作用，轻度低氧血症可无明显缺氧症状及实验室指标的改变。尤其新生儿期胎儿血红蛋白（HbF）具有很好的氧亲和力，使氧解离曲线出现向左偏移，临床上 PaO_2 低至 39.8 mmHg，才出现发绀。因此在新生儿临床 PaO_2 ＜60 mmHg 才按缺氧治疗，PaO_2 ＜50 mmHg 则为呼吸衰竭。若 PaO_2 在 20～25 mmHg，将发生细胞坏死，有生命危险。

吸入空气时动脉氧分压 PaO_2 ＜50～60 mmHg 或者

经皮氧饱和度 SPO_2 < 85% 时需要给予氧疗。

低氧血症分为：

轻度：PaO_2(mmHg)：60～80；SPO_2(%)：89～94。

中度：PaO_2(mmHg)：40～60；SaO_2(%)：75～89。

重度：PaO_2(mmHg)：<40；SaO_2(%)：<75(相当于静脉血)。

(三) 氧疗的理想目标

1. < 32 周早产儿

PaO_2(mmHg)：49～68；SPO_2(%)：88～92。

2. ≥32 周早产儿

PaO_2(mmHg)：60～75；SPO_2(%)：90～95。

3. 足月、过期产儿

PaO_2(mmHg)：60～90；SPO_2(%)：90～100。

4. 慢性肺病和纠正胎龄 36 周儿

PaO_2(mmHg)：60～75；SPO_2(%)：90～95。

5. 机械通气时

机械通气时足月儿 PaO_2 > 80 mmHg 和（或）SPO_2 > 97%，应及时降低 FiO_2；早产儿 PaO_2 > 70 mmHg 和（或）SPO_2 > 95%，应及时降低 FiO_2；当 FiO_2 > 60% 时，可按 10% 梯度递减；当 FiO_2 < 60% 时，按 5% 梯度递减；当 FiO_2 < 30% 时，按 1%～3% 梯度递减。

小贴士

新生儿氧疗时须考虑的问题：

（1）当心搏出量及血流分布正常时，PaO_2 40～50 mmHg 组织即可获得充足氧。

（2）早产儿当 PaO_2 低于 50 mmHg 时有可能抑制呼吸，导致低通气或呼吸暂停。

（3）近足月儿或过期产儿 PaO_2 低于 50 mmHg 可显著增加肺血管阻力。

（4）新生儿尤其早产儿在氧疗时应将 PaO_2 维持在50～80 mmHg，为减轻脑低氧损害及减少早产儿视网膜病的发生。亦可将 PaO_2 维持于 50～68 mmHg，将血氧饱和度维持在 85%～95%，以避免高氧或低氧损害。用氧过程必须监测各项体征、血氧及吸入气体氧分数（氧浓度），以便及时调整。

第二节　新生儿氧疗的方式

一、头罩给氧

一般入院时有缺氧症状的患儿首先选用头罩吸氧，也可用于撤机时的过渡用氧。选择适合患儿头部大小的头罩，常将氧和压缩空气进行混合，通过空氧混合仪得出氧浓度分数。一般所需流量为 5～8 L/min，当流量低于5 L/min，可导致二氧化碳在头罩内积聚，从而被患儿重新吸入；当流量超过 12 L/min，因气流过快，可使得患儿头部温度降低,导致新生儿低体温的发生。

二、面罩给氧

(一) 简易面罩

一般用氧流量为 0.5～1 L/min,当增大至 3～4 L/min 时吸入氧浓度分数可达 40％左右,适用于中度低氧血症者。

(二) 带储氧囊面罩

应用时要求氧流量 4～8 L/min,保持氧袋呈持续半充满状态。部分重吸收面罩,无活瓣,当增加氧流量时吸入氧浓度分数可达 60％左右。非重吸收面罩,储氧袋与面罩间及面罩两侧均有单向活瓣,当面部与面罩放置紧密时吸入氧浓度分数可达 90％～100％。

(三) Venturi 面罩

通过氧射流产生的负压自开口侧孔带入一定量空气的面罩,由于高气流速二氧化碳不宜滞留,可用于中等以上缺氧患儿。

三、鼻导管给氧

为常用的低流量给氧法,一般氧流量为 0.5～1 L/min,鼻导管给氧时由于潮气量小,受呼吸变化影响,故无法正确评估吸入氧浓度分数,其缺点是可引起鼻翼部疼痛,鼻分泌物可使导管口阻塞,导管扭曲,患儿张口哭闹时可使氧供应减少,流量过高可引起鼻咽部的刺激,引起患儿不适。

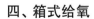

四、箱式给氧

适合低浓度吸氧的患儿,对有呼吸困难的患儿作用小,只适合用于暖箱中的患儿。

五、无创机械通气

(一)温湿化高流量鼻导管吸氧

温湿化高流量鼻导管吸氧(humidified high-flow nasal cannula,HHFNC)可产生低水平的呼气末正压通气,改善患儿的氧合和呼吸力学,是一种经充分湿化、加温,流量>1~2 L/min,通过鼻塞外连吸氧管从而输送高流量混合氧气的无创性呼吸支持模式。HHFNC与患儿接触界面小,技术简单,不影响肠内喂养及袋鼠式照护,被广泛地应用于全球各地新生儿重症监护病房(NICU)中,已经在多种临床治疗中作为经鼻持续气道正压通气(nasal continuous positive airway pressure,NCPAP)的替代方法,包括拔管后的呼吸支持、分娩后的基础治疗、停止NCPAP前的过渡乃至早产儿居家氧疗方式等。

(二)经鼻持续气道正压通气

经鼻持续气道正压通气可以减少上气道阻力,维持功能残气量,减少胸廓变形,补充自然呼吸功,保护内源性PS,减少外源性PS的使用,以及减少有创通气的需求和时间。压力设置需要个体化,传统上采用压力 4~6 cmH_2O。目前普遍推荐NCPAP作为呼吸支持的初始模式。

(三) 经鼻双水平持续气道正压通气

经鼻双水平持续气道正压通气（nasal Bi-level continuous positive airway pressure，NBiCPAP），例如 SiPAP、BiPAP,或者双向 CPAP,是指可以产生 2 个水平压力的另一种形式的 CPAP,而且在 2 个压力水平之间可以进行自主呼吸。

(四) 经鼻间歇正压通气

经鼻间歇正压通气（nasal intermittent positive pressure ventilation，NIPPV)主要通过产生间歇升高的咽部压力来增加上呼吸道的压力,通过喉部的间歇性膨胀来激发呼吸运动,通过产生比 CPAP 更高的平均气道压,可以增加肺泡的充盈。经鼻同步间歇正压通气（nasal synchronized intermittent positive pressure ventilation，NSIPPV)和经鼻同步间歇指令通气（nasal synchronized intermittent mandatory ventilation，NSIMV)是无创正压通气的同步模式,多数研究表明同步的经鼻间歇正压通气效果更好,不良反应更少。

(五) 经鼻高频振荡通气

经鼻高频振荡通气（nasal high frequency oscillatory ventilation，NHFOV)是一种较新的无创通气模式,它通过鼻塞或鼻导管给予的气流产生连续正压,用超过生理通气的高频率振荡叠加在该压力之上,继而实现有效的气体交换。NHFOV 结合了 NCPAP 和高频通气的优点,具有无创、保持持续肺膨胀、潮气量小等优点,可迅速改善氧合及清除二氧化碳,减少撤机失败的风险,被认为是一种新型有效的无创通气模式。

小贴士

(1) HHFNC 与 CPAP 相比,对治疗和预防 RDS 无显著性差异,但拔管后 HHFNC 再上机概率明显增高。

(2) 双水平 CPAP 与 NCPAP 相比能更快提高氧合水平,减少二氧化碳潴留,减少有创机械通气的比例。双水平 CPAP 在 BPD 的发生率上无统计学差异。

六、有创机械通气

(一) 常频机械通气指征

(1) 频繁的呼吸暂停,经药物或 CPAP 干预无效。

(2) RDS 患儿需使用 PS 治疗时。

(3) $FiO_2 > 60\% \sim 70\%$,PaO_2 为 $60 \sim 65$ mmHg,伴有持续性酸中毒 pH < 7.20。

(4) 全身麻醉的新生儿。

(二) 高频机械通气

近年来,高频机械通气(HFV)用于治疗新生儿呼吸衰竭,已逐渐被应用于临床,特别是对极低和超低出生体重儿,其可能降低早产儿支气管肺发育不良发生率逐渐受到重视。应用指征:尚无统一标准,常用于常频通气失败后补救性治疗。

如下情况时可考虑使用 HFV：

（1）肺气漏综合征：如气胸、间质性肺气肿、支气管胸膜瘘等。

（2）某些先天性疾病：如膈疝、肺发育不良、严重胸廓畸形。

（3）持续性肺动脉高压：特别是需联合吸入一氧化氮者。

（4）严重的非均质性改变的肺部疾病，如胎粪吸入综合征、重症肺炎。

（5）足月儿严重肺部疾病应用体外膜肺氧合（ECMO）前最后尝试。

（6）早产儿 RDS：在常频通气失败后可作为选择性应用，也可作为首选。

七、高压氧舱给氧

高压氧能使血氧含量、血氧分压提升，增加脑血管的含氧量、脑组织内的储氧量及毛细血管间氧的有效弥散距离，因此，能使新生儿各脏器及组织缺氧情况得到快速改善，目前不建议用于缺氧缺血性脑病等疾病的治疗。新生儿人群应用高压氧治疗目前证据不足。

八、体外膜肺给氧

体外膜肺给氧（extracorporeal membrane oxygenation，ECMO）是体外生命支持技术的一种，能够对严重的心肺衰竭患儿进行较长时间的心肺支持。部分患儿呼吸机疗效欠佳,最终需要 ECMO 救治。ECMO 治疗可避免呼吸机相关性的高压、高氧等肺损伤,ECMO 技术较复杂、风险高,需要有一支多学科协作医护团队。

九、神经调节辅助通气

神经调节辅助通气(neurally adjusted ventilatory assist,NAVA)作为一种新型的通气模式,通过膈肌电活动来控制通气,使神经中枢触发和辅助通气的呼吸频率保持一致,不受漏气的影响,人机同步性更好,可以最大限度地减轻膈肌的工作负荷,避免肺泡过度膨胀,减轻机械通气时的急性肺损伤。但目前新生儿 NAVA 的研究和应用还处于起步阶段,仍需进一步临床研究和动物实验来发现其优势和缺陷。

第三节　新生儿氧疗的监护与管理

(1)通气量减少的低氧血症必须首先改善通气功能,单以吸氧尤其吸入高体积分数氧时可抑制呼吸,使肺通气减少,如新生儿肺透明膜病时,必须先以 CPAP 或机械通气来达到扩张肺泡、改善通气及氧合。

(2)氧疗效果的观察包括临床观察及血氧监测。主要观察发绀、呼吸状态、节律、心率变化及精神状态等情况,同时结合血氧饱和度持续监测及定期血气分析等检查后及时调整,尤其极低出生体重儿氧疗时必须进行持续血氧分压或氧饱和度监测。

(3)每小时检查 FiO_2,记录 FiO_2 增高超过 10％的情况;记录血氧饱和度持续高于设定参数的情况。

(4)高动脉血氧分压可致早产儿视网膜病变,接受持续氧疗的早产儿应将动脉血氧分压维持在合理范围并在出生后 4~6 周筛查早产儿视网膜病。

(5)给氧时必须加温、湿化。吸入干冷氧气会造成气道干燥,影响气管黏膜纤毛清除功能,使痰液不能排出,并可造成气道黏膜炎症反应及坏死。

(6)使患儿头部处于鼻吸主位以保持气道通畅,不能过伸或过屈,必要时进行口鼻腔的吸引。

(7)氧疗不良反应与吸入氧体积分数和持续时间密切相关,要以尽可能低的吸入氧体积分数维持正常血氧饱和度。新生儿血氧饱和度维持在 88％~93％即可,不必超过 95％。

(陶一波 马月兰)

参考文献

[1]中国医师协会新生儿科医师分会.早产儿经鼻间歇正压通气临床应用指南(2019 年版)[J].中华儿科杂志,2019,57(4):248－251.

[2]张玉侠.实用新生儿护理学[M].北京:人民卫生出版社,2015:276,284－285,612－661.

［3］MORGAN MC，MAINA B，WAIYEGO M，et al. Pulse oximetry values of neonates admitted for care and receiving routine oxygen therapy at a resource-limited hospital in Kenya ［J］. J Paediatr Child H，2018，54(3)：260－266.

［4］LAL M，TIN W，SINHA S. Automated control of inspired oxygen in ventilated preterm infants：crossover physiological study［J］. Acta Pædiatrica，2015，104(11)：1084－1089.

［5］LIEBOWITZ MC，CLYMAN RI. Predicting the need for home oxygen therapy in preterm infants born before 28 weeks' gestation［J］. Am J Perinatol，2015，63(1)：34－39.

［6］MUKERJI A，FINELLI M，BELIK J. Nasal high-frequency oscillation for lung carbon dioxide clearance in the newborn ［J］. Neonatology，2013，103(3)：161－165.

［7］中华医学会儿科学分会新生儿组.新生儿机械通气常规［J］. 中华儿科杂志,2015,53(5)：327－330.

［8］王崇伟,周晓玉.体外膜肺氧合技术在新生儿危重症救治中的应用［J］.中国实用儿科杂志,2016,31(2)：104－106.

［9］王珍,鲁曦婷,李之喆,等.苏州市立医院本部3 471例新生儿中 ROP 患病情况分析［J］.国际眼科杂志,2018,18(3)：572－574.

［10］POONAM HS，ANITA US，ASHWINIA NS. Retinopathy of prematurity in neonatal care unit［J］. Int J of Contem Pediatr，2016，3(1)：234－239.

［11］PLLOT C，SOUDRY FA，CHARVY C，et al. Screening for retinopathy of prematurity：insight into optimizing screening ［J］. Ophthalmic Res，2018，59(4)：228－234.

［12］LIU Q，YIN ZQ，KE N，et al. Incidence of retinopathy of prematurity in southwestern China and analysis of risk factors ［J］. Med Sci Monit，2014，20(14)：1442.

［13］DEORARI A，DARLOW BA. Preventing sight-threatening ROP：a neonatologist's perspective［J］. Community Eye Health，2017，30(99)：50－52.

［14］KALYAN G，MOXON S. The role of neonatal nurses in the

prevention of retinopathy of prematurity[J]. Indian Pediatr，2016，53(2)：S143.

[15] CHEN Y，XUN D，WANG YC，et al. Incidence and risk factors of retinopathy of prematurity in two neonatal intensive care units in North and South China[J]. National Medical Journal of China，2015，128(7)：914-918.

[16] 中华医学会眼科学分会眼底病学组.中国早产儿视网膜病变筛查指南(2014 年)[J].中华眼科杂志,2014,50(12)：933-935.

[17] SANCAK S，TOPTAN HH，GOKMEN YIILDIRIM T，et al. Thrombocytopenia as a risk factor for retinopathy of prematurity[J]. Retina，2019，39(4)：706-711.

[18] KALIKKOT R，GUAMAN MC，SHIVANNA B. Bronchopulmonary dysplasia：A review of pathogenesis and pathophysiology[J]. Respir Med，2017，132(1)：170-177.

[19] COUROUCLI XI，PLACENCIA JL，CATES LA，et al. Should we still use vitamin A to prevent bronchopulmonary dysplasia[J]. J Perinatol，2016，36(8)：581-585.

[20] 李天浩,林新祝.早期呼吸支持技术对早产儿神经系统预后的影响[J].中华新生儿科杂志,2018,33(5)：392-396.

第三章

新生儿氧疗的不良作用及预防

第一节 早产儿视网膜病的预防

一、概述

早产儿视网膜病(retinopathy of prematurity,ROP)是一种发生在早产儿和低出生体重儿的视网膜血管增生导致的疾病。在多种因素的影响下,视网膜出现缺血缺氧,形成新的血管,产生增殖性视网膜病变,最终导致牵引性视网膜脱离,是世界范围内儿童致盲的主要原因,也是影响早产儿生活质量的常见疾病。在美国,ROP已经成为儿童致盲的第二大原因。美国眼科研究所估计,每年有1100~1500例严重ROP新生儿发展到需要治疗,其中有400~600例会成为盲人。国内研究显示ROP的发生率为15.84%。

胚胎早期视网膜没有血管,由玻璃体动脉提供营养。妊娠16周的时候,视网膜血管由视盘开始发育,逐渐向周边发展。其发展缓慢,妊娠8月龄时血管发育到达鼻侧周边部分,妊娠9月胎龄时到达视网膜边缘,视网膜颞侧血管才发育成熟。妊娠28周时胎儿眼球直径为10~14 mm。早产儿的角膜和玻璃体可能是浑浊的,妨碍观察眼底,常见晶状体周边部小空泡,退化不全的玻璃体动脉可能在玻璃体内呈现为白色或红色的条带。晶状体的前血管囊的血管退化方式一致,并与27~34周孕龄具有较好的相关性。而早产儿瞳孔较足月儿略小,为3~4 mm,瞳孔对光反射在妊娠30~32周开始出现,35周后一直存在。

二、早产儿视网膜病的发病机制

早产导致了视网膜血管发育未成熟,存在着血管未发育区域,这是早产儿视网膜病的发病基础。在早产儿视网膜血管进一步成熟过程中,由于代谢需求增加使得局部视网膜缺氧,在各种高危因素的作用下,使发育未成熟的视网膜血管收缩、阻塞,视网膜血管发育停止,导致视网膜缺氧,一些已经开始发育的血管也会丢失。视网膜缺氧后即会有新生血管形成,新生血管均伴有纤维组织增殖,纤维血管膜沿玻璃体前面生长,在晶状体后方形成晶状体后纤维膜,膜的收缩将周边部分视网膜拉向眼球中心,引起牵引性视网膜脱离,使视网膜结构遭到破坏,最后导致眼球萎缩、失明。

三、早产儿视网膜病发生的高危因素

(一) 早产、低出生体重

ROP的发病因素有很多,但目前一致公认早产、低体重是发生 ROP 的根本原因。胎龄越小,体重越低,视网膜发育越不成熟,ROP 的发生率越高,病情越严重。

（二）吸氧

早产儿由于呼吸系统发育不成熟,通气和换气功能障碍,生后给予一定量的氧气吸入才能维持生命。吸氧是否会导致 ROP 取决于多个因素：吸氧浓度、吸氧时长、吸氧方式、动脉氧分压的波动及对氧的敏感性等。多数研究表明不规范吸氧是影响 ROP 发生的危险因素,包括吸氧浓度过高、吸氧时间过长和吸氧方式选择不当。在其他因素不变的情况下,有不规则吸氧史的早产儿比规则吸氧史的早产儿发生 ROP 的概率明显高 5 倍。

（三）贫血和输血

贫血是独立作用于 ROP 的危险因素,这有可能是早产儿自身贫血,身体状况较差,本身就处于高危因素中,又因贫血造成携带氧气减少,视网膜缺血缺氧从而导致血管增生;新生儿输血后,血红蛋白含量增多,视网膜获得更多的氧气,同时在输血时会造成血压和血氧的波动,反复的血压和血氧波动也是 ROP 发生的重要因素。

（四）呼吸暂停

早产儿呼吸暂停的严重程度与 ROP 的发生相关,这可能与呼吸暂停引起的氧分压波动有关。

（五）感染

感染与 ROP 的发生关系密切,早产儿感染后,体内可出现多种炎症介质,导致血管收缩和对血管细胞的毒性,从而引起视网膜缺血,导致视网膜血管增生,而氧自由基产生,使含低水平抗氧化剂的不成熟视网膜进一步缺血,血管异常增生。

(六)动脉血二氧化碳分压过低

研究显示 $PaCO_2$ 过低可导致脑血管收缩,同样也可致视网膜血管收缩,导致视网膜缺血。

(七)基因及种族差异

有些早产儿即使不吸氧也发生 ROP,而有些早产儿即使吸氧时间超过 1 个月甚至更长时间也没有发生ROP,提示 ROP 的发生有明显个体差异。

四、早产儿视网膜病的预防

(一)防治合并症

早产儿合并症越多,如重症感染、呼吸衰竭、休克等,病情越严重,ROP 的发生率越高,加强对早产儿各种合并症的治疗,使早产儿尽可能平稳度过危险期,减少吸氧机会,可以降低 ROP 的发生率。

(二)规范用氧

氧是抢救各种病症导致早产儿低氧血症所必需的气体药物。早产儿由于呼吸系统发育不成熟,通气和换气功能障碍,生后常依赖氧疗维持生命。吸氧与 ROP 的关系是非常复杂的,在不同时期会产生不同的作用,但是不规范吸氧是临床上引发 ROP 的最重要因素之一已成共识。规范吸氧在预防 ROP 中尤为关键,以下是新生儿氧

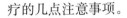

疗的几点注意事项。

1. 严格遵照氧疗指征

要严格掌握氧疗指征,对临床上无发绀、无呼吸窘迫、动脉氧分压或经皮氧饱和度正常者不必吸氧。氧疗的目标是维持 PaO_2 50～80 mmHg,或 $TcSO_2$ 90%～95%。对早产儿呼吸暂停主要应针对病因治疗,必要时应间断吸氧。

2. 密切监测

在氧疗过程中,必须密切监测 FiO_2、PaO_2 或 $TcSO_2$。在不同的呼吸支持水平,都应以最低的氧浓度维持 PaO_2 50～80 mmHg,$TcSO_2$ 88%～93%。在机械通气时,当患儿病情好转、血气改善后,及时降低 FiO_2。调整氧浓度应逐步进行,以免波动过大。进行早产儿氧疗必须具备相应的监测条件,如氧浓度测定仪,血气分析仪或经皮氧饱和度测定仪等。如不具备氧疗监测条件,应将患儿转到具备监测条件的医院。

3. 正确掌握氧疗及呼吸支持方式

(1)头罩吸氧或改良鼻导管吸氧:用于有轻度呼吸窘迫的患儿。给氧浓度视病情需要而定,开始时可试用40%左右的氧,10～20分钟后根据 PaO_2 或 $TcSO_2$ 调整。如需长时间吸入高浓度氧(>40%)才能维持 PaO_2 稳定时,应考虑采用更高级别呼吸支持方式。

(2)持续气道正压给氧:早期应用可减少机械通气的需求。压力 4～6 cmH_2O,流量 6～9 L/min。头罩、鼻导管、CPAP 吸氧时,应用装有空气、氧气混合器的装置,以便调整氧浓度,避免纯氧吸入。

(3)机械通气:当临床上表现重度呼吸窘迫,$FiO_2 >$ 50％时,$PaO_2 < 50$ mmHg、$PaCO_2 > 60 \sim 70$ mmHg 或有其他机械通气指征时需给予气管插管机械通气。

4. 病因治疗

如患儿对氧浓度需求高,长时间吸氧仍无改善,应积极查找病因,重新调整治疗方案,给以相应治疗。

五、氧疗中护理要点

(一)创造模拟母亲子宫内环境,给予细致而精心的护理

保证患儿所在暖箱的温度和湿度,使早产儿的体温能维持在正常范围,并减少水分的丢失,从而减少新生儿寒冷应激反应,有助于降低新生儿呼吸暂停的发生率;给患儿提供一个离开母体后稳定舒适的鸟巢式护理环境,增加患儿的舒适性,有助于其获得良好的睡眠,维持正常的体质量增长;减少新生儿监护室内噪声、强光等污染对患儿的不良刺激,具有稳定患儿生命体征的作用。让早产儿即使处于疾病状态或高危环境下,其视网膜血管亦能趋向正常发育。

(二)严密监测生命体征

合理设置监护仪报警范围,及时发现患儿病情的变化,积极防治呼吸暂停,减少动脉血氧分压的波动。对于

氧疗期间的患儿,观察 SpO_2 的变化,及时汇报患儿的最新情况,尽可能地降低吸氧浓度,缩短吸氧时间,并做到规范吸氧,根据病情的变化及时平稳地调整用氧浓度及方式,既要避免长时间高浓度的吸氧,又要避免发生严重的缺氧。

(三) 严格遵守吸痰指征

根据患儿的需要进行规范的吸痰操作,减少对患儿的刺激,有助于减少血氧分压的波动。无创辅助通气的早产儿需要清理呼吸道时,应双人配合,动作轻柔迅速,缩短吸痰时间,避免缺氧情况发生。若是气管插管的早产儿,清理呼吸道宜选择密闭式吸痰,防止断开呼吸机引起患儿肺泡压力突降导致肺泡萎陷,出现缺氧症状。

(四) 早产儿尤其是极低出生体重儿用氧

一定要告知父母早产儿血管不成熟的特点、早产儿用氧的必要性和可能的危害性。给予家属相关的 ROP 知识的健康教育,准确告知筛查时间,保证出院后眼底检查的延续性。提高 ROP 筛查的依从性,以便早期发现,早期治疗。

六、早产儿视网膜病的筛查标准

国家卫健委制订了现阶段我国的《早产儿治疗用氧和视网膜病变防治指南》,指南中明确 ROP 的筛查对象为：① 胎龄＜34 周或 BW＜2 000 g 的早产儿；② BW＞2 000 g 的新生儿,但病情危重曾接受机械通气或 CPAP

辅助通气,吸氧时间较长者。

首次筛查起始时间应在出生后 4～6 周,或矫正胎龄 31～32 周开始。

随诊时间见表 3-1。

表 3-1 ROP 病变严重程度及随诊时间

病 变 程 度	随 诊 时 间
Ⅰ区无 ROP,1 期或 2 期 ROP	每周检查 1 次
Ⅰ区退行 ROP	1～2 周检查 1 次
Ⅱ区 2 期或 3 期病变	每周 1 次
Ⅱ区 1 期病变	1～2 周检查 1 次
Ⅱ区 1 期或无 ROP,或Ⅲ区 1 期、2 期	2～3 周随诊

中华医学会眼科学分会眼底病学组.中国早产儿视网膜病变筛查指南 (2014 年)[J].中华眼科杂志,2014,50(12)：933-935.

终止筛查的条件：视网膜血管化(鼻侧已达锯齿缘, 颞侧距锯齿缘 1 个视盘直径);矫正胎龄 45 周,不曾有过 阈值前病变;视网膜已发育到Ⅲ区,以往不曾有Ⅱ区的病变。

第二节 支气管肺发育不良的预防

一、概述

支气管肺发育不良(bronchopulmonary dysplasia, BPD)又称新生儿慢性肺病(chronic lung disease,CLD),

是指任何氧依赖($>21\%$)超过 28 天的新生儿,如胎龄$<$32 周,根据矫正胎龄 36 周或出院时需 FiO_2 分为:① 轻度:未用氧;② 中度:$FiO_2<30\%$;③ 重度:$FiO_2\geqslant$30%或需机械通气;如胎龄$\geqslant$32 周,根据出生后 56 天或出院时需 FiO_2 分为上述轻、中、重度。BPD 作为 NICU最为棘手的问题之一,其发生率逐年增加,是婴儿期慢性呼吸系统疾病的主要病因,严重影响着早产儿的存活率及生活质量。

BPD 分为经典型和轻型,经典型 BPD 由 Northway 等1967 年首次报道并命名。但近年来,随着产前糖皮质激素和出生后外源性 PS 的应用以及新的通气策略实施,40 余年前报道的经典、严重 BPD 已明显下降,更为常见的是一种轻型 BPD(又称为"新型"BPD)。

(一) 经典型 BPD 特点

(1) 均为早产儿,但胎龄和出生体重相对较大(平均胎龄 34 周、出生体重 2 200 g)。

(2) 原发疾病为严重 RDS。

(3) 有长期接受 100%浓度氧、高气道压、无 PEEP的机械通气史。

(4) 因呼吸困难、低氧、高碳酸血症持续辅助用氧超过 28 天。

(5) 胸片特征性改变。

(二) 新型 BPD 特点

(1) 早产儿通常是出生体重$<$1 000 g,胎龄$<$26 周

的极不成熟早产儿。

（2）出生时仅有轻度或无肺部疾病，因此呼吸道不需给氧或仅需低浓度氧，而在住院期间逐渐出现氧依赖，用氧持续时间超过矫正胎龄（即经后龄，postmenstrual age，PMA）36 周。

二、病因及发病机制

BPD 由多种因素引起，其本质是在遗传易感性的基础上，氧中毒、气压伤或容量伤以及感染或炎症等各种不利因素对发育不成熟的肺导致的损伤，以及损伤后肺组织异常修复，其中肺发育不成熟、急性肺损伤、损伤后异常修复是引起 BPD 的 3 个关键环节。在 PS（post-surfactantera）应用前时代，BPD 的主要病理特征为肺实质慢性炎症和纤维化，气道平滑肌肥厚、鳞状上皮化生；而在 PS 应用后时代上述病理改变仅见于少数具有严重疾病（如严重 MAS、肺发育不良合并膈疝、先天性肺炎合并 PPHN 等）需长期高浓度氧、高气道压机械通气患儿。大部分改变以肺泡和肺微血管发育不良为主要特征，表现为肺泡数目减少、体积增大、肺泡结构简单化，而肺泡和气道损伤较轻、弹力组织较多、纤维化较轻。

（一）产前高危因素

1. 产前类固醇

产前使用类固醇虽可以降低新生儿呼吸窘迫综合征

的严重程度和死亡率,但有研究表明,母亲产前接受类固醇治疗并不能改变新生儿发生 BPD 的风险。

2. 绒毛膜羊膜炎

绒毛膜羊膜炎具有多个定义,其临床诊断通常基于母体症状且在诊断者之间存在显著差异,以致绒毛膜羊膜炎与 BPD 的关系难以评判。相关资料显示,绒毛膜羊膜炎可增加早产率和败血症的发生率,且绒毛膜羊膜炎的存在也与患儿肺功能的紊乱有关。

3. 胎儿生长受限

导致胎儿生长受限的生物机制使发育中的肺较为脆弱,进而增加早产儿发生 BPD 的风险。

(二) 产时高危因素

包括胎龄、出生体重和性别。胎龄和出生体重与 BPD 的发生及严重程度成反比,男性患儿更易发生 BPD。

(三) 产后高危因素

1. 肺发育不良

新生儿肺发育不良与 BPD 的发生率呈正相关。

2. 机械通气

患儿使用机械通气过程中,正压会引起肺损伤,研究表明,频繁使用机械通气的早产儿患 BPD 的风险较高。

3. 动脉导管未闭

动脉导管未闭(patent ductus arteriosus,PDA)的存在与长期机械通气、死亡率和 BPD 发生率成正比,在接受非药物疗法关闭 PDA 的早产儿中 BPD 的风险也会增加。

4. 吸氧

对于需要大量氧气的患儿来说,气体交换已经在肺泡水平上受到损害,氧气也会对毛细血管、内皮膜和肺泡膜产生氧化损伤,因此,吸氧被认为是肺发育和脑发育的潜在危险因素。研究表明,高氧暴露水平导致多态核细胞迁移增加,蛋白溶解增加,炎性细胞分裂和细胞分裂水平升高,进而增加 BPD 的发生风险。

5. 产后类固醇

众多研究表明,产后类固醇的应用可以降低患儿肺部疾病的发生率,对于易发生 BPD 的高危患儿,皮质类固醇可能会降低 BPD 的发生风险。

6. 维生素 A

维生素 A 参与了细胞水平的多种活动,包括调节基因转录,促进胚胎发育,是一种强大的抗氧化剂。研究发现,维生素 A 替代疗法可降低早产儿的 BPD 或死亡风险。

7. 咖啡因

使用咖啡因治疗早产儿呼吸暂停已被证明可以降低 BPD 的发生风险。咖啡因可以增加二氧化碳化学受体的反应能力、呼吸肌肉的性能以及中枢神经系统的兴奋性。

8. 脓毒血症和全身炎症反应

脓毒血症和全身炎症反应增加了早产儿 BPD 发生

的可能性。几种病原体与 BPD 的发生有关,包括尿道支原体、巨细胞病毒和腺病毒。这些病原体在 BPD 发生中的直接作用尚不清楚,但被认为与全身炎症反应相关。肺中的炎症反应导致促炎细胞因子的产生、中性粒细胞的迁移和血管渗透性的变化,这些因素的存在可能会立即对肺泡和毛细血管造成损害。

三、临床表现

BPD 主要见于早产儿,尤其是胎龄<28 周,出生体重<1 000 g 者。胎龄越小、体重越轻,发病率越高。在生后数天或数周后逐渐出现进行性呼吸困难、喘憋、发绀、三凹征、肺部干湿啰音、呼吸功能不全症状和体征以及氧依赖,由于慢性缺氧、能量消耗增加,进食困难,患儿常有营养不良,通常在机械通气过程中出现呼吸机依赖或停氧困难超过 10~14 天,提示可能已发生急性肺损伤,严重肺损伤者由于进行性呼吸衰竭、肺动脉高压而死亡。

四、预防及护理

(一) 产前预防

母亲使用糖皮质激素促进肺成熟,可降低 RDS 发生率,从而减轻相关肺部疾病。一项 Meta 分析结果显示,母亲产前使用糖皮质激素可降低包括 RDS 在内的多种早产儿并发症。但动物研究中或实验发现产前多次使用糖皮质激素可影响脑和肺发育,因此不推荐多次使用。

（二）产时预防

产房复苏：早产儿出生时复苏应遵循新生儿复苏原则，避免使用高浓度氧，避免压力和容量损伤，应适当给予 PEEP，维持功能残气量，防止肺泡萎陷。研究显示，在孕周为 24～28 周的早产儿中，使用氧含量为 30％的氧进行复苏与使用氧含量为 90％的氧进行复苏相比较，前者缩短了使用机械通气和氧疗的时间，同时降低了早产儿 BPD 的发生率。

（三）产后预防

1. 合理氧疗

维持合适的氧分压和氧饱和度是治疗 BPD 主要策略之一。氧疗时氧浓度应控制在最低限度，以减少气压/容量伤、氧中毒发生，应尽可能给予低流量氧气吸入。一般早产儿经皮测血氧维持在 88％～93％即可。为避免患儿对氧产生依赖，可采取低流量间断吸氧法，过渡到停止吸氧。在患儿肺部感染得到控制时，可采取空氧混合仪低流量吸氧。患儿在此期间如能维持正常血氧饱和度且无发绀、气促表现，可逐渐撤氧。因吃奶时用力较大，体能消耗大，早产儿肺部发育不良，肺换气功能受阻而引起缺氧症状，故吃奶时予以低流量吸氧，并采用间歇喂养法（pacing）达到缓解缺氧症状的目的，此期如能适应则能顺利停氧。早期使用 CPAP 可以减少气管插管的机会，如果能及时从机械通气过渡到 CPAP 也是较好的策略，可以降低 BPD 的发生。采用气管插管时应使用小潮气量(3～5 mL/kg),同时应使用患儿触发的模式、压力支持同步呼吸模式等,由患儿触发的呼吸模式可以降低BPD。避免过度通气(保持 $PaCO_2 > 55$ mmHg, pH>7.25)。高频震荡通气(high frequency oscillation ventilation, HFOV)和高频喷射通气(high frequency jet ventilation, HFJV)的优点为潮气量小、低通气压,不易产生气压伤,对血流动力学影响小,在常频通气不能改善氧合者可选用。

2. 营养支持

(1) 能量及蛋白质:由于慢性缺氧、呼吸功增加、糖和脂质代谢紊乱所致能量消耗增多以及摄入减少,故应提供充足的能量和蛋白质,以利于增加机体抗感染、抗氧中毒能力以及促进正常肺组织生长、成熟和修复。

(2) 为预防BPD的发生,对早期的BPD患儿实施营养支持是必需的,对喂养困难的患儿应早期给予微量喂养。

(3) 选择合适的喂养方式:患儿纠正胎龄<32周时可完全管饲喂养;纠正胎龄达到32周时应开始训练吸吮力,从全管饲改为部分管饲,逐步过渡到自行经口吸吮。

(4) 维生素 A 可促进肺泡上皮细胞增殖,调节肺胶原含量,促进胎肺成熟,维持呼吸道上皮的完整性,逆转高氧等病理因素对肺发育进程的干扰。此外,还应补充维生素 C、维生素 D、钙、磷及其他微量元素。

(5) BPD患儿常合并贫血,可输血和应用重组人促红细胞生成素,以维持相对正常的血红蛋白水平。

(6)外源性肺表面活性物质:外源性 PS 可促进肺泡恢复正常,改善肺功能,稳定终末气道,减少肺不张发生率,缩短机械通气时间及降低呼吸机参数,因此减少 BPD 严重性和死亡率,但不能降低其发生率。

3. 控制感染

由于病程中继发细菌、病毒或真菌感染是诱发病情加重从而危及生命的常见原因,因此应密切观察有无合并感染。可行血、痰培养,机械通气患儿可行支气管肺泡灌洗液培养,以确定病原体,选择有效的抗生素治疗。加强消毒隔离制度,避免医源性感染。

4. 肾上腺糖皮质激素

由于炎性损伤是发生 BPD 的关键环节,肾上腺糖皮质激素具有抑制炎症反应,减轻支气管及肺水肿,促进肺抗氧化酶及 PS 的生成,迅速改善肺功能,有助于撤离呼吸机减少 BPD 发生率,因此已广泛用于预防和治疗 BPD。支气管扩张剂 β 肾上腺素受体激动剂可降低气道阻力,改善通气,由于其心血管方面的副作用较大(如心动过速、高血糖、高血压甚至心律失常等),故仅限于急性发作时雾化吸入而不应口服给药。

5. 一氧化氮(NO)吸入

NO 是重要的肺血管张力调节剂。吸入 NO 能降低严重 RDS 患儿肺血管和气道阻力,改进其氧合作用。早期 BPD 的早产儿本身内源性 NO 缺乏,早期吸入小剂量 NO 能减少肺内、外分流,减轻炎症反应,改善氧合作用,

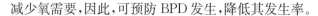

减少氧需要,因此,可预防 BPD 发生,降低其发生率。

6.呼吸管理

BPD 的发生与肺部感染及呼吸机使用密切相关,因此加强呼吸道管理是预防 BPD 行之有效的办法,正确的体位和恰当的吸痰是保持呼吸道通畅的重要环节。通过临床实践,早产儿多取俯卧位有助于减轻心脏对肺的压迫而缓解肺的局部受压,改善通气与血流情况,还有利于肺内分泌物的引流。听诊肺部有痰鸣音时应给予拍背排痰,拍背时力度要轻柔,稳定头部以不引起背部摆动为宜,拍背时间要短,拍背时观察患儿面色、呼吸等情况。按需吸痰,积极改善通气,纠正低氧,做好呼吸道管理,及时清除呼吸道分泌物,解除气道梗阻,降低通气阻力,可缩短呼吸机的使用时间,从而减少 BPD 发生的风险。

7.健康教育

BPD 一般发生于早产儿,早产儿住院时间长,易出现喂养困难及各种并发症,住院费用高,父母担忧患儿预后,承受着经济与精神的双重压力。应评估患儿家庭功能状况并给予照护者心理支持。如患儿病情稳定,可采用母婴同室,让父母与护士共同护理患儿,护士以言传身教的方法让父母树立信心,并指导父母学习基础护理,如体温测量、喂养技巧、新生儿抚触及相关疾病知识。

五、预后

近年来,BPD 预后已有明显改善。根据国外资料,重度 BPD 死亡率为 25％,约有 10％引起患儿死亡的主要原因为反复下呼吸道感染、败血症、PPHN、肺心病以及猝死。长期并发症有高反应性气道疾病、反复下呼吸道感染、喂养困难、生长发育迟缓。50％极低出生体重儿有反复喘憋发作,33％症状持续至学龄前期。双胎、家族中有特异性反应性疾病史、暴露于烟草环境者发作危险性增加。反复下呼吸道感染是再入院的主要原因,病毒是其主要致病原。

(马月兰 陶一波)

参考文献

［1］ELZOUKI A Y, HARFI H A, NAZER H M, et al. Textbook of clinical pediatrics. New York：Springer, 2012：195‐216.

［2］WILLIAM T H, BALLARD R A, GLEASON C A. Avery's diseases of the newborn. Philadephia：Saunders Company, 2004：634‐643.

［3］BUONOCORE G, BRACCI R, WEINDLING M. Neonatology：a practical approach to neonatal diseases. Milan：Springer, 2012：415‐422.

［4］BROWN M K, DIBLASI R M. Mechanical ventilation of the premature neonate. Respir Care, 2011, 56(9)：1298‐1313.

［5］CARLO W A, STARK A R, WRIGHT L L, et al. Minimal ventilation to prevent bronchopulmonary dysplasia in extremely-low-birth-weight infants. J Pediatr, 2002, 141(3)：370‐374.

［6］庄思齐.新生儿肺保护性通气策略.中国新生儿科杂志,2010, 25(1)：6‐10.

［7］封志纯,梁巧明,张帆.肺表面活性物质雾化吸入治疗 RDS.国外医学儿科学分册,1996,23(1)：20－23.

［8］FINDLAY R D，TAEUSCH H W，WALTHER F J. Surfactant replacement therapy for meconium aspiration syndrome. Pediatrics，1996，97(1)：48－52.

［9］HOHLFELD J，FABEL H，HAMM H. The role of pulmonary surfactant in obstructive airway disease. Europ Resp J，1997，10(2)：482－491.

［10］HUDAK M L，MARTIN D J，EGAN E A，et al. A multicenter randomized masked comparison trial of synthetic surfactant versus calf lung surfactant extract in the prevention of neonatal respiratory distress syndrome. Pediatrics，1997，100(1)：38－39.

［11］BLOOM B T，KATTWINKEL J，HALL R T，et al. Comparison of infasurf（calf lung surfactant extract）to survanta（Beractant）in the tractment and prevention of respiratory distress syndrome. Pediatrics，1997，100(1)：31－38.

［12］LUTZ C，CARNEY D，FINCK C，et al. Aerosolized surfactant improves pulmonary function in endotoxin-induced lung injury. Am J Respir CritCare Med，1998，158(3)：840－845.

［13］DEKOWSKI S A，HOLTZMAN R B. Surfactant replacement therapy：an update on applications. Pediatr Clin North Am，1998，45(3)：549－572.

［14］LOTZE A，MITCHELL B R，BULAS D I，et al. Muiticenter study of surfactant（beractant）use in the treatment of term infants with severe respiratory failure：survanta in term infants study group. J Pediatr，1998，132(1)：40－47.

［15］MECOLLEY S A. Bronchopulmonary dysplasia：impact of surfactant repiacement therapy. Pediatr Clin North Am，1998，45(3)：573－586.

［16］SCHULZ S，WIEBALCK A，FRANKENBERG C. Low dose

surfactant instillation during extracorporeal membrane oxygenation therapy in a patient with adult respiratory distress syndrome and secondary atelectasis after chest contusion. J Cardiothorac Vasc Anesth, 2000, 14(1): 59 - 62.

[17] ENHORNING G, HOHIFELD J, KRUG N, et al. Surfactant function affected by airway inflammation and cooling: possibie impact on exercise-induced asthma. Eur Respir J, 2000, 15(3): 532 - 538.

[18] 张玉侠.实用新生儿护理学.北京:人民卫生出版社,2015: 276,284 - 285,612 - 661.

[19] 陈自励.缺氧的临床诊断及氧疗适应证.中国实用儿科杂志, 2004,19(1): 3 - 4.

[20] 吴捷,魏克伦.新生儿低氧血症的病因及病理生理.中国实用 儿科杂志,2004,19(1): 1 - 3.

[21] 孙眉月.新生儿氧疗方法及存在问题.中国实用儿科杂志, 2004,19(1): 4 - 6.

[22] 陈超.新生儿氧疗合并症及预防.中国实用儿科杂志,2004, 19(1): 8 - 9.

[23] STENSON B J, ORME J A. The twists and turns of neonatal oxygen therapy. Early Hum Dev, 2012, 88(12): 961 - 963.

[24] MORGAN M C, MAINA B, WAIYEGO M, et al. Pulse oximetry values of neonates admitted for care and receiving routine oxygen therapy at a resource-limited hospital in Kenya. J Paediatr Child H, 2018, 54(3): 260 - 266.

[25] LAL M, TIN W, SINHA S. Automated control of inspired oxygen in ventilated preterm infants: crossover physiological study. Acta Pædiatrica, 2015, 104(11): 1084 - 1089.

[26] HALLIDAY H L, MACLURE B G, REID M. Handbook of neonate intensive care. London: W B Saunders Co, 1998: 86.

[27] 蒋萍,殷勤.早产儿不同吸氧方式的效果观察.护理研究, 2004,18(7): 35 - 37.

[28] DONN S M, SINHA S K. Manual of Neonatal Respiratory.

New York：Springer，2012：49 - 55.

［29］吴本清.新生儿危重症监护诊疗和护理.北京：人民卫生出版社,2009：418 - 419.

［30］AL-MANDARI H，SHALISH W，DEMPSEY E，et al. International survey on periextubation practices in extremely preterm infants. Arch Dis Child Fetal Neonatal Ed，2015，100：F428 - F431.

［31］LIEBOWITZ M C，CLYMAN R I. Predicting the Need for Home Oxygen Therapy in Preterm Infants Born Before 28 Weeks' Gestation. Am J Perinatol，2015，63(1)：34 - 39.

［32］赵玉祥,武荣.加温加湿高流量鼻导管吸氧治疗新生儿疾病的研究进展.医学综述,2015,21(19)：3532 - 3353.

［33］张鑫丹,郑军,王晓鹏,等.无创通气在治疗新生儿呼吸系统疾病中的应用进展.临床儿科杂志,2015,33(4)：387 - 388.

［34］柳国胜.新生儿无创通气中的矛盾与对策.中华实用儿科临床杂志,2013,28(2)：83 - 84.

［35］MUKERJI A，FINELLI M，BELIK J. Nasal high-frequency oscillation for lung carbon dioxide clearance in the newborn. Neonatology，2013，103(3)：161 - 165.

［36］KHILNANI P. Pediatric & Neonatal Mechanical Ventilation. Lonon：Jaypee Brothers Medical Publishers，2011：20 - 38.

［37］中华医学会儿科学分会新生儿组.新生儿机械通气常规.中华儿科杂志,2015,53(5)：327 - 330.

［38］杨雪雯.高压氧治疗新生儿缺氧缺血性脑病临床分析.中国临床研究,2013,26(4)：382 - 383.

［39］王崇伟,周晓玉.体外膜肺氧合技术在新生儿危重症救治中的应用.中国实用儿科杂志,2016,31(2)：104 - 106.

［40］王珍,鲁曦婷,李之喆,等.苏州市立医院本部3 471例新生儿中 ROP 患病情况分析.国际眼科杂志,2018(3)：572 - 574.

［41］吴玉宇,陈美娟,江洪清,等.早产儿视网膜病变的危险因素分析.中国妇幼保健,2014,29(17)：2743 - 2745.

［42］丁璐,吴本清,张国明,等.胎龄＜32 周或出生体质量＜1 500 g早产儿视网膜病影响因素分析.中国全科医学,2018

(12)：1467-1470.

[43] 成洋阳,曾亚薇,胡婕,等.1 313 例早产儿眼底疾病筛查结果及分析.中国儿童保健杂志,2016,24(12)：1299-1302.

[44] POONAM H S, AMITA U S, ASHWINI N S. Retinopathy of prematurity in neonatal care unit. Int J of Contem Pediatr, 2016, 3(1)：234-239.

[45] PALLOT C, SOUDRY F A, CHARVY C, et al. Screening for Retinopathy of Prematurity：Insight into Optimizing Screening. Ophthalmic Res, 2018, 59(4)：228-234.

[46] LIU Q, YIN Z Q, KE N, et al. Incidence of Retinopathy of Prematurity in Southwestern China and Analysis of Risk Factors. Med Sci Monit, 2014, 20(14)：1442.

[47] DEORARI A, DARLOW B A. Preventing sight-threatening ROP：a neonatologist's perspective. Community Eye Health, 2017, 30(99)：50-52.

[48] KALYAN G, MOXON S. The Role of Neonatal Nurses in the Prevention of Retinopathy of Prematurity. Indian Pediatr, 2016, 53(2)：S143.

[49] YI C, DENG X, WANG Y C, et al. Incidence and Risk Factors of Retinopathy of Prematurity in Two Neonatal Intensive Care Units in North and South China. National Medical Journal of China, 2015, 128(7)：914-918.

[50] KALIKKOT THEKKEVEEDU R, GUAMAN M C, SHIVANNA B. Bronchopulmonary dysplasia：A review of pathogenesis and pathophysiology. Respir Med., 2017, 132：170-177.

[51] COUROUCLI X I, PLACENCIA JL, CATES LA, et al. Should we still use vitamin A to prevent bronchopulmonary dysplasia. J Perinatol, 2016, 36(8)：581-585.

[52] BENITZ W E. Patent ductus arteriosus：to treat or not to treat. Arch Dis Child Fetal Neonatal Ed. 2012, 97(2)：F80-F82.

[53] HARTLING L, LIANG Y, LACAZE-MASMONTEIL T.

Chorioamnionitis as a risk factor for bronchopulmonary dysplasia: A systematic review and meta-analysis. Arch Dis Child Fetal Neonatal Ed. 2012，97(1)：F8 - F17.

［54］TREMBATH A，LAUGHON M. Predictors of bronchopulmonary dysplasia. Clin Perinatol，2012，39(3)：585 - 601.

［55］李天浩,林新祝.早期呼吸支持技术对早产儿神经系统预后的影响.中华新生儿科杂志,2018,33(5)：392 - 396.

［56］顾康洁,王珊珊,郭敏敏,等.维生素 A 与维生素 D 在新生儿支气管肺发育不良防治中的研究进展.广西医学,2018,40 (6)：681 - 684.

［57］陈丽珠,张美莉,庄坤英.母乳库的建立对住院早产儿的影响.中国实用杂志,2018,34(23)：1792 - 1795.

［58］常立文.支气管肺发育不良的治疗现状.中国围产医学杂志,2018,21(6)：381 - 386.

［59］韦毅.一氧化氮吸入防治支气管肺发育不良的研究进展.临床和实验医学杂志,2018,17(12)：1343 - 1344.

［60］金蕊.早产儿支气管肺发育不良的气道护理研究进展.护士进修杂志,2018,33(13)：1202 - 1204.

［61］邵肖梅,叶鸿瑁,丘小汕.实用新生儿学.北京：人民卫生出版社,2011：416 - 422.

第四章
无创通气的护理管理

第一节　无创通气概述

一、概述

　　无创通气是指无须建立人工气道(如气管插管等)的机械通气方法,包括气道内正压通气和胸外负压通气等;无创机械通气通过鼻塞或者鼻罩将鼻孔或者鼻周密封,送入气流与压力进行支持通气。无创通气可以对患儿整个呼吸周期输送正压通气,还能根据治疗需求间歇提高气道压力。间歇提高的气道压力可以根据所使用的呼吸机功能,选择和患儿的自主呼吸进行同步或者不同步。

二、无创通气常见模式

　　目前我国国内新生儿重症监护病房(NICU)中,应用较多的无创通气模式,主要有以下 5 种:经鼻持续气道正压通气(NCPAP)、经鼻间歇正压通气(NIPPV)、双水平气道正压（BiPAP）、加温湿化高流量鼻导管通气（HHFNC）、无创高频振荡通气（NHFOV）。随着国内外无创通气技术的逐渐发展，无创通气在模式、交互形式、功能上以及通气原理等方面都在不断发生变化，例如使用无创呼吸机和有创呼吸机实现 NIPPV 通气，虽同为NIPPV 模式，但两者在通气原理上有所不同。

（一）无创持续气道正压通气

无创持续气道正压通气（noninvasive continuous positive airway pressure，NCPAP）主要用于新生儿以及早产儿，为一种在患儿有自主呼吸状态下给予患儿进行呼吸支持的治疗系统。自主呼吸条件下，经鼻塞或鼻罩等方式提供一定的压力水平，使整个呼吸周期内气道均保持正压的通气方式。NCPAP 改善通气主要通过以下5 种机制。

1. 改善肺部气体交换功能

NCPAP 通过保持呼吸道正压，使已经或将要萎陷的肺泡扩张，增加功能残气量，改善通气血流比例失调；减轻肺泡毛细血管瘀血和渗出，减轻肺水肿；改善肺部氧合，降低肺泡-动脉血氧分压差，纠正低氧血症。

2. 改善肺部通气功能

通过维持上气道开放，防止或逆转小气道闭合，降低气道阻力，改善肺部通气。

3. 降低呼吸功

增加肺顺应性，降低气道开放阻力，降低呼吸做功，减轻呼吸肌疲劳。

4. 改善膈肌功能

稳定胸壁,减少胸腹不协调的呼吸运动,改善膈肌功能。

5. 降低肺血管阻力

扩张萎陷的肺泡,使肺泡在呼气末维持有效功能残气量,肺血管阻力降低。左向右分流的先天性心脏病中,NCPAP 可使肺泡内压增加,减小分流,使肺血流量减少,降低肺血管阻力,改善右心功能。

(二)双水平气道正压

无创通气条件下的时间触发型压力支持通气模式,吸气相提供高压水平相当于压力支持(pressure support ventilation,PSV),呼气相提供低压水平相当于呼吸末正压(positive end-expiratory pressure,PEEP),与 NCPAP 相比,早产儿呼气阻力降低,降低早产儿呼吸做功和提高功能残气量,改善氧合和通气。由于双水平气道正压(bi-level positive airway pressure,BiPAP)可设定额外的压力支持,使潮气量或每分钟通气量增加,因此通气效果优于 NCPAP。BiPAP 改善通气的机制为以下两个方面。

(1)BiPAP 是在呼吸周期中提供吸 2 个不同水平的压力支持。呼吸机送出的高水平压力帮助早产儿克服气道阻力,改善通气,减少氧消耗;而低水平支持压力,可防止气道塌陷,减轻气道梗阻,气体易于呼出,同时增加功能残气量,改善氧合。无创双水平正压通气通过产生间歇升高的咽部压力来增加上呼吸道的压力,通过喉部的间歇性膨胀激发呼吸运动。

(2) BiPAP使胸内压增加,一方面可减少体循环静脉回心血量,减轻右心前负荷,另一方面作用于心室壁,降低心室跨壁压,减轻左心后负荷,有助于改善心功能。

(三) 经鼻间歇正压通气或经鼻同步间歇正压通气

经鼻间歇正压通气(NIPPV)或经鼻同步间歇正压通气(synchronized nasal intermittent positive pressure ventilation,SNIPPV)是在NCPAP的基础上给予一定频率间歇正压的呼吸支持模式。两者的区别在于叠加的正压通气是否与早产儿自主呼吸同步。SNIPPV通气效果可能更具有优势。由于无创通气管路的开放性,NIPPV同步技术仍是一个难题。NIPPV或SNIPPV可增加功能残气量、增加潮气量和每分钟通气量、提高平均气道压力、支持肺泡扩张,可替代气管插管有创机械通气。

(四) 无创高频振荡通气

无创高频振荡通气(noninvasive high-frequency oscillatory ventilation,NHFOV)是在NCPAP基础上叠加了压力振荡功能,优势在于有利于二氧化碳的排出,减少二氧化碳潴留;减少压力伤、容量伤的发生;不需同步支持技术。在动物试验中,相对于气管插管进行有创机械通气的动物,鼻塞式高频振荡通气能减少肺泡损伤,改善组织灌注。NHFOV对于二氧化碳的排出有非常明显

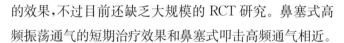

的效果,不过目前还缺乏大规模的 RCT 研究。鼻塞式高频振荡通气的短期治疗效果和鼻塞式叩击高频通气相近。

（五）加温湿化高流量鼻导管通气

加湿加热高流量鼻导管通气（heated humidified high-flow nasal cannula，HHFNC）指的是鼻导管吸氧流量大于等于 2 L/min。HHFNC 通过高流速冲刷上气道,减少二氧化碳无效腔量。HFNC 主要运用于新生儿以及早产儿,作为一种在有自主呼吸状态下给予呼吸支持的治疗模式,通过无须密封的特制鼻塞导管,直接经鼻输入加温湿化的空气氧气混合气体。与 NCPAP 相比,HFNC 临床应用方便,与早产儿接触界面舒适,便于护理且很少导致鼻中隔损伤。

三、无创模式区别

（一）鼻塞式高流量鼻导管 vs. 鼻塞式无创持续气道正压通气

相对于鼻塞式无创持续气道正压通气（NCPAP）,鼻塞式高流量鼻导管吸氧的鼻塞直径必须要足够小,使患儿鼻孔周围有足够间隙让气体"漏出"。二者都是通过鼻塞给予患儿无创通气,但 NCPAP 和高流量鼻导管吸氧的原理是大相径庭的。NCPAP 主要是通过对有自主呼吸的患儿提供正压呼吸支持,预防肺泡塌陷,给予肺泡足够的气体交换。使用 NCPAP 可以避免一些患儿气管插管,是一种对于 RDS 非常有效的通气方式。早期使用鼻塞式 CPAP 可以有效减少早产儿 BPD 的发生率。

高流量鼻导管吸氧通过冲刷无效腔量并增加分钟通气量的方式改善通气。高流量鼻导管吸氧下如果没有漏气或者漏气部分较少，那么就会导致非常高、难以控制且无法测量正向通气压力，这个情况应及时避免。

（二）NIPPV vs. BiPAP

下面所列举的专业名词及缩写所代表的无创模式非常相似。

鼻塞通气：nasal ventilation，NV

鼻塞间歇指令通气：nasal intermittent mandatory ventilation，NIMV

鼻塞间歇正压通气：nasal intermittent positive pressure ventilation，NIPPV

将 NIPPV 作为探讨时的统一专业术语。NIPPV 模式可以附加同步或非同步功能。当使用同步功能时，通常都会在模式前加一个"s"，如：sNIPPV（synchronized nasal intermittent positive pressure ventilation）。

一些特殊的呼吸机通过高水平压力和低水平压力的交替切换（BiPAP），在整个呼吸周期均提供持续正向压力。患儿在两个不同压力水平下都能进行自主呼吸。与有创呼吸机使用无创通气模式相比，SiPAP 这类无创呼吸机高水平压力的持续时间通常都比较长（0.5～1 秒），峰压通常比较小（9～11 cmH$_2$O）。

双水平模式主要指的就是 SiPAP 这类呼吸机的无

创模式（SiPAP 呼吸机内相应模式名称的命名为 Biphasic），双水平模式也经常被称为 BiPAP（双水平正向气道压）。

四、无创通气形式

1. 面罩

面罩式 NCPAP 通常用于产房或者新生儿复苏时，短暂的呼吸支持。

2. 气管插管（剪短后）

气管插管有时也会用于无创通气，例如将气管插管剪短，末端放置在咽喉部。临床研究显示气管插管做无创通气时，NCPAP 的传递效果不如鼻塞式 CPAP。临床很少用。

3. 鼻罩

鼻罩也能用于 NCPAP 呼吸机，大部分常见于可变流速的呼吸机。鼻罩和鼻塞一般可以交换轮替使用，使用鼻罩有助于减少鼻中隔、鼻部、上唇压疮的发生率。

4. 鼻塞式

从 NCPAP 通气效果而言，鼻塞式 CPAP 是最常见、也是最有效的方式。婴儿主要通过鼻子进行呼吸，所以鼻塞式无创通气可以提供非常稳定的压力。如果患儿出现嘴部张开的情况，那么可能会出现很大的漏气，导致压力不稳。这个时候可以尝试使用奶嘴，减少压力的泄漏。在鼻塞的选取方面，应该尽可能选择直径较大的鼻塞，这样可以最大程度减少气体和压力的泄漏。但应注意避免鼻塞过大,压迫鼻孔周围使鼻周部变白,容易发生压疮。一些又细又长的鼻塞阻力比较高,而且非常容易被分泌物堵塞。

五、鼻塞式无创持续气道正压通气

鼻部装置:无创通气通过患儿鼻部与呼吸机发生器上的一个连接装置进行气流输送。这个装置可能是鼻塞或者鼻罩,而事实上鼻塞还分为很多类型,例如单孔、双孔、短鼻塞或长鼻塞等。如果使用鼻塞作为连接装置,推荐使用送气前端较短的短鼻塞。鼻塞式无创通气的有效性和安全性完全依赖于临床所使用的固定方法。精细化的护理措施和妥善的头部固定是十分重要的。除此以外,管道和发生器的固定与放置也十分重要。

大部分无创呼吸机的通气鼻塞是厂商专属定制的,现在主流的鼻塞整体造型为由宽到窄,这样的设计有助于气体的进入以及维持稳定的平均气道压。鼻塞进鼻端的弯曲部分也有助于减少呼吸做功。不同的无创呼吸机均有相应定制的无创通气鼻塞装置,但对于大部分呼吸机甚至气泡式 CPAP,都能连接不同类型/品牌的鼻塞式 CPAP 装置进行通气。

六、无创通气的同步功能

不同的呼吸机实现同步鼻塞通气的方式有所不同。有一些气驱式呼吸机使用粘贴于腹部的腹部传感器,通过监测腹部的运动变化来获得患儿的吸气时间节点。这种方法在实际使用中，存在监测不准确以及误触发、误反馈、执行多重延迟的情况，所以在应用效果上比较一般。

神经调节辅助通气（neutrally adjusted ventilatory assist，NAVA）也开始逐渐应用于新生儿。这种通气模式需要放置一根导管（类似于鼻胃管），导管上有两个电极，分别位于横膈膜上方和下方位置，通过监测膈肌活动的电信号进行辅助通气。通过监测膈肌电信号可以迅速判断和反馈患儿的吸气时间节点，同时也可以根据电信号的强弱给予成比例通气。不过，实现 NAVA 通气的成本较高，且临床应用案例较少，目前仍属于实验性通气模式。

七、无创通气的临床应用指征

1. 拔管后

早产儿拔管后使用无创通气，拔管失败率明显降低。

2. 早产儿呼吸暂停

能有效降低每小时发生呼吸暂停的次数。

3. 呼吸窘迫综合征

为主要适应证。

八、无创通气的参数设置

1. 合适的呼吸机参数设置取决于所使用的呼吸机类型以及患儿的临床表现

（1）拔管后，无创参数设置基本可与有创参数相似。

例如 RR20～30 次/分,PEEP 为 5～6 cmH_2O,吸气时间为 0.3～0.5 秒,吸气峰压为 16～18 cmH_2O。

(2) 对于 RDS 患儿,PIP 数值可以高达 22 cmH_2O,频率可以设置到 20 次/分。吸气时间在 0.3～0.5 秒调节。

(3) 对于呼吸暂停的早产儿,参数设置可以相对较低一些,因为该类患儿的肺顺应性相对更好些。PIP 可以设置为 10～14 cmH_2O,PEEP 为 4～6 cmH_2O,频率为 20 次/分。

2. 双水平呼吸机参数

双水平呼吸机通常无法实现较高的 PIP 压力,而且需要更长的吸气时间。因此一般需要 0.5～1.0 秒,PIP比 PEEP 高 3～4 cmH_2O,频率一般为 10～40 次/分。

九、无创通气的优点

(1) 气管插管拔管后使用,避免再插管,没有足够证据证明能减少拔管后的呼吸暂停。

(2) 预防 RDS 患儿的再插管。

(3) 能减少 BPD 发生的概率。

十、无创通气的潜在并发症

1. 腹胀

由于高流速气流的传输,会造成患儿胃充气,主要多见于一些早期的研究。

2. 胃穿孔

早期的一项病理研究中发现一例 RDS 患儿发生胃穿孔,与 NIPPV 有关。经后续分析,可能是由于当时使用的是面罩式 NIPPV。在主流使用鼻塞、鼻罩后,没有再出现并发胃穿孔的报道。

3. 气胸或其他类型气漏

4. 鼻部损伤

无论是使用鼻塞还是鼻罩,在护理不当、固定不合适的时候都会出现相关皮肤问题,所以无创通气的护理在整个无创通气治疗环节中,是非常非常重要的。

第二节　持续呼气末正压通气 (CPAP/ PEEP)

一、概述

持续扩张压(continuous distending pressure,CDP)指的是在整个呼吸周期内持续作用于气道的压力。主要通过持续气道正压通气(CPAP)和呼气末正压(PEEP)来实现持续扩张压。

持续气道正压通气(CPAP)是在患儿自主呼吸期间作用于气道的正向压力,CPAP 的压力可以称为无创持续扩张压。呼气末正压(PEEP)是在有创正压通气期间,通过气管插管作用于患儿气道的压力。PEEP 虽属于有创机械通气理论内容,但由于其作用原理和持续扩张压紧密相关,所以本章将合并讲述 PEEP 相关持续扩张压理论内容。高流量鼻导管给氧(HFNC)方式在早产儿呼吸支持中越来越常见。HFNC 通过高速气流给予患儿一个持续扩张压,送气流速越高,产生的压力越大。因此本章节内许多关于持续扩张压的理论内容,也同样适用于 HFNC。

二、持续扩张压的病理生理学

(一) 概述

肺的主要功能是气体交换。如果不能建立和维持有效的肺容量,那么就会减少气体交换,引起呼吸衰竭。肺容量较低以及肺不张的发生,都会引起肺泡通气面积降低、气体分布的减少、通气血流比增加以及肺内分流增加,最终导致氧合不足。虽然二氧化碳会更容易扩散,但患儿会受到低肺容量和肺不张的伤害。

(二) 早产儿的肺损伤机制

孕期胎儿肺内充满了肺泡上皮细胞分泌的肺液。对于健康的足月新生儿而言,分娩引起肾上腺激素分泌以及胎儿体位的改变,都会促进健康新生儿肺液的吸收。肺液的吸收主要"依赖"新生儿的第一次呼吸——可以产生高达 80 cmH_2O 的负压,直接作用于上皮细胞。肺部的通气将肺液逐渐从肺泡内"挤"出到周围间质,随着时间的推移逐渐被淋巴管和肺血管清除。早产儿出生后由于各种原因导致肺液清除率显著降低,其中最主要的原因是早产儿的初次呼吸无法产生足够的负压。同时,有些早产儿在娩出后,肺内还会持续分泌肺液到肺泡内。另外,持续升高的左心房压力以及较低的血浆蛋白浓度进一步降低了肺液的清除率。

功能残气量(functional residual capacity,FRC)指的是在正常呼气末肺内剩余的气体量。FRC 建立了肺弹性回缩力和胸廓弹性扩张力之间的平衡点。由于早产儿胸壁弹性回缩力较小,顺应性较高,早产儿的肺 FRC容量较小,接近气道关闭时的容量,非常容易出现气体容量的丢失。

早产儿的胸壁非常柔软,所以当患儿努力吸气时,膈肌收缩产生负压,容易导致胸壁发生变形,无法维持肺的有效张开。不稳定的胸壁变形会导致胸腔和腹腔之间出现反常运动,增加早产儿的呼吸做功。早产儿圆形的胸廓和水平的肋骨有可能会减少肺扩张,隔膜的平面形状和肋骨相连也不利于呼吸力学。早产儿隔膜的耐力纤维较少,可能会因为降低氧气需求而受损。

足月儿的上气道由充满脂肪的浅筋膜以及咽部肌肉支撑并保持气道的扩张。早产儿的咽部结构不太稳定,容易在周期性呼吸或者产生小气道负压时,发生气道变窄甚至塌陷。

足月儿出生后,在呼气末的时候,可以通过喉部轻微的内收维持少量的呼气末正压。有肺部疾病的新生儿存在两种机制维持功能残气量：第一种为加快呼吸，缩短呼气时间，防止肺部排空，第二种则是通过呼气时呻吟。在这两种呼吸方式中，患儿迅速吸气，然后关闭喉头，维持已经达到的肺容量，同时通过收缩腹肌增加胸内压，然后稍微打开喉头，通过狭窄的喉头快速呼气，以维持气道内压力。如果患儿出现疲惫或者不能维持足够的喉部张力，抑或是进行气管插管，那么这两种机制就会失效。早产儿缺乏肺内结构和侧枝通气旁路，无法稳定和维持气道的开放。

肺表面活性物质对于健康新生儿肺有两个非常重要的作用。第一个作用是肺表面活性物质能降低肺泡表面张力，促进出生时气体交换的区域。第二个作用是在患儿呼气时，附着在肺泡的肺表面活性物质能增加肺泡抗收缩的压力，以帮助保持肺泡的开放。早产儿的肺表面活性物质无论在数量还是质量上，都较足月儿明显降低。当肺泡发生塌陷时，随着肺泡表面积的逐渐下降，会将部分肺表面活性物质挤出肺泡，进一步减少肺表面活性物质。

肺泡的反复塌陷容易导致肺上皮细胞受到损害，血浆蛋白渗出到肺泡表面，进一步抑制了肺表面活性物质的功能。这些蛋白质就是典型 RDS 胸片中常见的透明膜。未成熟肺的肺泡间隙又厚又少，进一步限制了气体交换的面积和气体的分布。

早产儿通常存在动脉导管未闭（PDA）。由于肺动脉压力下降，动脉导管会分流部分主动脉的血氧到肺动脉和肺部，引起肺内液体的增加，可能会诱发肺气肿，从而损害气体交换，肺表面活性物质功能以及降低肺顺应性。

三、持续扩张压的作用

（1）持续扩张压的主要作用是对于肺通气不佳、肺容量偏低的婴儿，增加平均气道压，使气道张开建立并维持有效肺容量和功能残气量。同时增加了肺泡进行通气的表面积，使气体更好地分布和扩散，减少通气血流比异常，改善氧合以及二氧化碳清除率。

（2）CPAP可以减少上气道堵塞，增加咽喉部通气直径，减少上气道阻力。

（3）持续扩张压力能减少肺部不同区域肺泡"开放"压力的差值区间，同时还能减少不同肺泡不同潮气量的非均质特性。

（4）持续扩张压有助于稳定胸壁的顺应性，减少胸壁回缩力和反常呼吸。

（5）持续扩张压改善了横膈膜的形状并且增加了隔膜的活动度。

（6）持续扩张压可以改善肺生理，并通过减少气道阻力、改善顺应性的方式减少呼吸做功。无论是无创通气下的CPAP还是气管插管有创通气下的PEEP，持续扩张压都能在给定压力驱动压下使潮气量增加。

（7）根据拉普拉斯定律（$P=2T/r$，P代表肺泡回缩力，T代表表面张力，r代表肺泡半径），持续扩张压增加了肺泡半径，因此会减少克服肺泡表面张力所需的压力。

（8）持续扩张压能帮助肺泡保留肺表面活性物质，稳定肺泡并减少炎性物质的分泌，预防肺不张的发生。

（9）持续扩张压通过作用于肺泡上皮的压力，可以限制肺水肿的发生。这个机制适用于肺液增多引起的肺水肿、炎症相关的肺水肿以及导管相关的肺血流渗出，进一步保护肺表面活性物质的功能。

四、持续扩张压的潜在危害

（1）对一个顺应性较好的肺使用过高的持续扩张压可能引起肺过度膨胀，导致发生气漏综合征，例如气胸或者肺间质气肿。

（2）过高的持续扩张压会导致肺过度膨胀，会影响肺生理降低肺的顺应性。同时过高的持续扩张压会使在给定峰压下，患儿的潮气量变得更小，导致二氧化碳潴留。

（3）过度膨胀会增加胸内压，可能会导致静脉回流的减少和心输出量的降低。因为压力传递至胸腔的大小与肺顺应性成正比，所以持续扩张压对于肺顺应性较差的患儿影响较小。

（4）肺过度膨胀会增加肺血管阻力。随着心输出量的降低，可能会导致通气血流比异常。肺血管阻力增加会促进未氧合的血液从肺动脉分流至主动脉。通气血流比异常和右向左分流都会降低全身氧合。

(5) 鼻导管、鼻罩、鼻塞、气管插管的脱出或移位,都会导致传输至气道的压力部分或完全流失。

(6) 在使用 CPAP 通气时,鼻塞、鼻罩处产生的压力都有可能会直接损伤鼻中隔、鼻小柱、鼻梁,患儿鼻部三角区和 CPAP 发生器装置接触的皮肤位置均有压疮、破损的风险。

(7) 进行 CPAP 无创通气时,可能会导致发生胃膨胀或者"CPAP 腹"的情况,可以通过留置胃管进行排气或者间歇抽吸胃管减少胃内气流,将危害降至最低。

五、持续气道正压通气相关持续扩张压

(一) CPAP 的使用适应证

(1) 超早产儿分娩后应立即开始预防性使用 CPAP,以帮助患儿建立有效的肺容量、形成功能残气量并改善气体交换。患儿分娩后的初始评估和基本复苏措施依然是根据国际上最新的指南进行操作。早期应用 CPAP 并不会对早产儿的复苏产生过多影响。

(2) 超早产儿娩出后可以直接使用鼻塞式 CPAP,不需要气管插管进行通气,也不需要进行肺表面活性物质治疗。最新的 Meta 分析认为早期优先使用无创 CPAP 通气策略可以使气管插管、表面活性物质的使用率降低一半,同时在降低早产儿死亡率和 BPD 发生率方

面具有统计学意义。

（3）患儿娩出后直接使用无创 CPAP 通气不使用有创通气的成功率，会随着孕周的降低而降低，但是并没有一个孕周的界限表明出生后应直接进行气管插管有创通气。

（4）超早产儿在改善气体交换后，可以直接拔管改为鼻塞式 CPAP 通气，发生重插管的概率很少。拔管后喉部功能不全是 CPAP 的适应证。

（5）晚期早产儿或者足月儿使用 CPAP 前，应该先根据患儿呼吸窘迫的临床表现以及临床症状进行评估。评估的内容包括气促、呻吟、反应、用氧需求、X 线胸片提示的肺通气容量情况以及是否存在严重的呼吸暂停或者心动过缓。

（6）一些上气道软化或者上气道狭窄或塌陷的患儿同样也可以使用无创 CPAP 通气。

（二）CPAP 的应用

1. CPAP 通气的装置有：面罩、双短头鼻塞、单头鼻塞、长鼻塞和鼻罩

（1）面罩：面罩 CPAP 的优势是不用担心患儿口部出现压力泄漏，适用于产房分娩后立刻给予 CPAP 通气支持。面罩很难做到完全的密封，口部和鼻部进行操作时还要完全取下面罩，面罩也不方便于长期使用固定。

（2）双短头鼻塞：双短头鼻塞一般都是需要同时插入鼻孔，连接一个压力源给予持续 CPAP 通气。

（3）单孔鼻塞：单孔鼻塞相对于双孔鼻塞的主要缺点是更高的气道阻力。单孔鼻塞可以很短，仅插入鼻孔0.5 cm，或者也可以稍微长一些，一般不推荐使用单孔鼻塞。

（4）长鼻咽鼻塞：相对于短鼻塞，阻力相对较高，而且存在更高概率被气道分泌物堵塞的风险，同样也不推荐使用。

（5）鼻罩：鼻罩主要放置在患儿鼻周，应注意鼻罩容易引起鼻梁和鼻小柱的压疮或损伤。

2. 不同类型的 CPAP 装置交替使用

推荐不同类型的 CPAP 装置交替使用，例如交替使用鼻塞和鼻罩式 CPAP，可以有效减少鼻部压疮和相关的皮肤损伤。一项研究表明，在预防早产儿重插管方面，双短头鼻塞比单孔鼻塞、长鼻塞效果更好。最近的一项研究发现，在 72 小时内预防插管或重插管方面，鼻罩式 CPAP 比鼻塞式 CPAP 更有效，不过两者的差异性随着 CPAP 上机天数的增加而降低。

（三）CPAP 压力水平的设定

（1）CPAP 的压力水平应该根据患儿潜在的病理生理特点以及所需的持续扩张压进行个性化设置，对所有患儿使用同一级压力水平是非常常见的做法，但并不合适。理想的 CPAP 压力水平是尽可能最大限度地实现和维持合适的肺容量，同时最低限度地减少肺过度膨胀引起的潜在损伤。

（2）同一患儿在娩出后的过程中，可能需要不同程度的 CPAP 压力。一般产后直接给予的 CPAP 压力在 4～8 cmH$_2$O,对于肺顺应性比较差的患儿,可能需要更高的压力水平。分娩后给予 CPAP 通气压力的设置研究相对较少,临床试验表明,使用 4～8 cmH$_2$O 的压力水平,一般不会对合并有肺部疾病早产儿的血流动力学产生影响。

(3)当患儿出现氧合不佳、X 线胸片提示肺容量不足或肺不张、吸凹、气促或呻吟时,提示患儿需要更高的持续扩张压。当患儿出现肺过度膨胀、膈肌扁平、X 线胸片提示心影变小、气体交换变差(特别是二氧化碳潴留)以及血流动力学改变(心动过速或血压降低)时,表示持续扩张压过高,需要适当下调。

(4)一般 CPAP 初始设置的压力在 4～5 cmH$_2$O,随后根据患儿情况逐渐上调压力,同时应监测患儿生命体征以及有无出现上述描述的通气不足或过度通气的临床表现。

(四)CPAP 通气期间的治疗

当 CPAP 通气不再进一步改善气体交换时,包括预防呼吸暂停,或者临床判断 CPAP 通气不再利大于弊时,可以考虑进行撤机。当患儿吸氧浓度很低或不需要吸氧,没有出现吸凹症,很少发生呼吸暂停、心动过缓、氧合波动时,可以考虑停止 CPAP 支持。

关于临床应该使用多久 CPAP、确定最佳通气时间的方法以及最佳撤机支持方面的研究比较少。CPAP 可以直接进行撤离,也可以逐步降低支持水平后撤离。进行 CPAP 撤离时,可以选择直接撤离 CPAP 支持,不给予任何呼吸支持,也可以选择转换为其他通气策略。逐渐降低支持水平的撤离方法是逐步降低压力或者进入试停时期,间歇给予 CPAP 通气支持,逐渐增加撤离 CPAP 的时间直至完全不给予 CPAP 支持。多项研究表明,逐渐撤机和间歇给予 CPAP 支持的撤离方式并不具有任何优势,会增加 CPAP 撤机失败的概率,同时会增加 CPAP 撤机失败率以及增加 CPAP 的通气时间。

对于撤离 CPAP 或者下调 CPAP 参数的患儿,如果出现吸氧需求增加,呼吸做功增加或者频发心肺功能波动的情况,应及时再度给予 CPAP 支持或者恢复 CPAP 压力水平。患儿分娩时孕周越低,所需 CPAP 支持的时间也就相应越长。

六、呼气末正压相关持续扩张压

(一) PEEP 的使用适应证

(1)几乎适用于所有的机械通气。

(2)对于气道畸形的患儿进行气管插管,建立和维持有效通气通路。

(3)无创通气失败。

对于无创通气失败的标准,各地区、各中心均有所不同,同时还需结合床位医生的主观判断。以下列举了一些常见的标准:

(1) 吸入氧浓度需要达到 40%～60%才能维持正常氧合；

（2）pH 值＜7.20～7.25，二氧化碳分压＞60～70 mmHg；

（3）在 1 小时内反复出现呼吸暂停、心动过缓和氧合波动，或者需要使用复苏球囊进行正压通气才能恢复正常氧合；

（4）明显的呼吸困难表现，例如呼吸急促、吸凹症和反常呼吸；

（5）心血管不稳定，例如平均压（mmHg）低于患儿胎龄、循环灌注不良、进行性的代谢性酸中毒。

（二）PEEP 的应用

（1）当呼吸机关闭呼出阀时、根据预设的压力水平传输 PEEP，呼出阀通常与呼吸回路的呼气管路相连接。

（2）呼吸机一般在两个阶段测量 PEEP，第一个测量的值基本与呼吸机的 PEEP 设定值相对应，第二个测量的值实际上为内源性 PEEP（intrinsic PEEP）。

（3）内源性 PEEP 指的是患儿呼气末肺内实际的 PEEP 值。理论上内源性 PEEP 应该与呼吸机设定 PEEP 相同，但是呼吸机所设定的参数到患儿所需的呼气时间之间有一个交互作用，主要取决于呼吸机的设定参数，例如吸呼比和呼吸频率，同时也和肺生理有关，例如顺应性、气道、气管插管的阻力以及时间常数。当呼气时间不足时，就会发生气体陷闭和内源性 PEEP。容易发生气体陷闭的患儿(例如胎粪吸入综合征)或伴有非均质性肺部病变(重度 BPD),都有高发内源性 PEEP 的可能。内源性 PEEP 可以通过呼吸机显示屏幕上的波形曲线进行鉴别,最典型的表现是呼气相压力波形在下一次机械通气前没有回到零点。

(三) PEEP 压力水平的设定

(1) 在机械通气中,如果 PEEP 水平设置为$0\ cmH_2O$,那么在每次呼气末时,患儿的肺泡就会完全塌陷,直至下次机械通气开始。所以,使用 PEEP 可以避免发生此类肺损伤。

(2) PEEP 的设置应该根据患儿潜在病理生理特性以及所需的持续扩张压进行按需设置。对大部分患儿使用同一 PEEP 参数是非常常见的做法,但事实上这么设置不太合适。

(3) 理想的 PEEP 应该压力水平是尽可能最大限度地实现和维持合适的肺容量,同时最低限度地减少肺过度膨胀引起的潜在损伤。

(4) 同一患儿在娩出后的过程中,可能需要不同程度的 CPAP 压力。

(5) 出生后立刻进行气管插管,通常给予的 PEEP 水平在 $4\sim6\ cmH_2O$。一些比较老的研究或者小型研究提到 PEEP 水平范围可以设置在 $2\sim8\ cmH_2O$。对于一些正在进展为或者已经确诊 BPD 的早产儿而言,他们所需的 PEEP 压力水平要高于这些范围。

（6）在上调 PEEP 时,会改善患儿的氧合,减少通气容量。

（7）在肺复张期间,通过使用吸入氧浓度参数来调节、个性化设置 PEEP 水平,能有效减少机械通气天数和氧气需求程度。

（8）当患儿出现肺过度膨胀、膈肌扁平、胸片提示心影变小、气体交换变差(特别是二氧化碳潴留)以及血流动力学改变(心动过速或血压降低)时,表示持续扩张压过高,需要适当下调。

（9）通过呼吸机上实时监测的 PV 环,可以反馈很多气管插管患儿的通气信息。通过 PV 环可以指导 PEEP 参数的设置,例如可以将 PEEP 设置在 PV 环下拐点的上方,或者设置在 PV 环上拐点的下方,也可以根据动态顺应性设置合适的 PEEP。但是,如果想要准确绘制患儿的 PV 环,那么需要患儿没有自主呼吸或者在使用肌松剂的时候。构建静态 PV 环在技术上是比较困难的,因为可能会引起难以预计的临床风险,同时也很难确定 PV 环拐点的准确性。呼吸机 PV 环和顺应性的测量受到准确度的限制,特别是存在大量漏气的时候,以及使用自动通气流速的时候,或者患儿存在自主呼吸,这些情况在新生儿通气中非常常见。

（10）通常 PEEP 的初始设置为 $4\sim6\ cmH_2O$,随后根据患儿情况逐渐上调压力,同时应监测患儿生命体征以及有无出现上述描述的通气不足或过度通气的临床表现。

（四）PEEP 通气间的治疗

不需要进行机械通气，应及时按需撤离，可以通过 CPAP 支持继续给予持续扩张压。大多数临床医生会将降低 PEEP 参数值作为撤机操作的一部分，拔管水平一般为 5～6 cmH$_2$O，比较保守、更小的压力范围也能被接受。

第三节　经湿化高流量鼻导管吸氧

一、概述

传统的低流量鼻导管吸氧是一种非常常见的新生儿供氧方式，根据最近的一些研究发现，使用更大直径的鼻管和更高的支持流速，可以对患儿产生正向扩张压力。由于高流速的气体容易对超早产儿的体温产生影响，且湿冷的高速气流易导致气道黏膜的损伤，所以经湿化高流量鼻导管吸氧（humidified high-flow nasal cannula，HFNC）是一种提供经湿化、加热的无创正压的通气方式。

HFNC 的压力计算公式为：压力＝流速×阻力（公式仅供参考）。

在实际应用中由于各种原因导致的漏气、阻力的变化，都会导致压力的波动。例如当患儿嘴巴关闭时，由于漏气减少，HFNC 能提供更稳定、更高的扩张压输送。当患儿嘴巴张开时，压力便会降低。另外即使患儿嘴巴合上时,依然会由于鼻孔周围不稳定的漏气,导致压力波动。

目前对于高流量鼻导管的流速标准各有不同,有学者认为应＞1 L/min,有学者认为应＞2 L/min,国际上普遍认为新生儿鼻导管吸氧流速在 2～8 L/min 之间为高流量。目前在市场上销售的经湿化 HFNC 可以提供加湿、加热的气体,甚至还能提供正向扩张压。加湿加热的 HFNC 通气方式已经获得美国 FDA 认证,提供持续扩张压的 HFNC 的产品包装中通常都会提供一个压力限制的装置(机制),这是一种安全措施,防止传递给患儿的压力过高。但需要注意的是,不同厂商的限压阀的限压方式、原理和泄压标准都是不同的。

二、经湿化高流量鼻导管吸氧的作用机制

通过 HFNC 的高流速气体持续冲刷鼻咽腔内无效腔,使解剖无效腔减少,以改善肺泡通气帮助二氧化碳的排出。设置合适的 HFNC 流速可以减少患儿鼻咽部的吸气阻力和呼吸做功。加湿加热的气流可以改善肺生理、增强肺顺应性、提高气道传导性和防御功能,减少气流阻力,预防气道水分和热量的丢失,提供正向持续扩张压力。

三、经湿化高流量鼻导管吸氧的优点

相对于 NCPAP,HFNC 鼻中隔压疮的发生率显著降低。HFNC 的鼻管有堵塞鼻孔的风险,但可以通过使用小一号的鼻管避免这种风险。加湿加热的 HFNC 能

避免对鼻黏膜的刺激,减少分泌物的黏稠度,同时还能减少患儿对吸入气体加湿加热所引起的能量消耗。HFNC相对于 NCPAP 而言更方便临床照护,患儿也比较能耐受 HFNC 通气。HFNC 能让护理人员和家属更方便接触患儿,和患儿进行互动并进行一些家属能够共同参与的护理。NCPAP 比 HFNC 的费用要更低。

四、经湿化高流量鼻导管吸氧临床应用的局限性

由于无法从呼吸回路中准确测量 HFNC 提供的压力,HFNC 输送给患儿的持续扩张压不仅难以测量,而且很难保持压力稳定。当患儿合上嘴巴,会减少漏气,增加持续扩张压。由于鼻孔和嘴巴张开发生的漏气、不同患儿生理解剖结构的不同以及 HFNC 鼻管直径的不同,在相同的吸入流速下,患儿自身所接受到的持续扩张压和不同患儿之间的所接受的持续扩张压会有显著差异。在 HFNC 支持下,患儿的实际吸入气氧浓度是鼻导管供氧气体浓度和口鼻腔内原有气体浓度混合后的浓度,所以需要根据患儿的吸入气氧浓度预测/估算患儿的实际吸入氧浓度。

五、经湿化高流量鼻导管吸氧的潜在风险

正确的鼻导管固定要求是将鼻管的头端放入患儿的鼻孔内,鼻管的直径大约占鼻孔的 50%。否则,由于 HFNC 不稳定和多变的正向扩张压力,有可能会造成肺过

度膨胀、胃膨胀和气漏综合征。有相关研究发现,极少数使用经湿化 HFNC 会发生头皮下气肿、肺气肿和气胸。

目前临床上使用的不同品牌、型号的 HFNC 通气系统,都有相应的压力限制装置,但是每个系统都有各自不同的压力上限标准。有些系统甚至没有具体量化压力上限的标准数值,这些泄压装置的工作方式是当压力过高时,自动打开压力限制阀,使送入患儿体内的气体分流泄出。有些中心使用自制 HFNC 进行通气,通常自制 HFNC 是不包括压力限制装置的,此类 HFNC 只能依靠患儿自己的口鼻成为压力释放阀,相对出现气压伤风险的概率更高。

六、经湿化高流量鼻导管吸氧的临床应用推荐

(1) 对气管插管拔管以后的患儿使用 HFNC。

(2) 经湿化 HFNC 预防早产儿呼吸暂停和增加呼吸做功。

(3) HFNC 作为鼻塞式 CPAP 的撤机模式。

第四节　Vapotherm 精准流量系统

一、概述

精准流量系统是 Vapotherm 第二代专利设备,通过高流量鼻导管(HFNC)输送加湿加热的气流,给予患儿无创呼吸支持。它的前一代产品是 Vapotherm2000i。精准流量系统可以用于新生儿、儿童和成人,本章节阐述的相关特性与用途仅适用于新生儿,使用的治疗流速为1~8 L/min。

无论是国内还是国外,经鼻高流量通气在新生儿呼吸支持方面都已经得到广泛应用,作为其他要求鼻部气密性的无创呼吸支持方式的改进模式,或者说作为它们的替代模式,HFNC逐渐成为新生儿早期或气管插管拔管后的主要呼吸支持方式。最近的试验显示,作为早产儿拔管后应用CPAP的替代通气方式,经鼻高流量氧疗(nasal high-flow therapy,HFT)是安全有效的,并且随着越来越多的经验累积,HFT已经可以代替CPAP作为气管插管拔管后的通气治疗方式,相对而言,目前HFT更多的是用于孕周较大的婴儿。HFT最为关键、最为明显的优势是其鼻部创伤要明显小于CPAP。

二、精准流量系统介绍

(一) 原理与使用

Vapotherm的一次性呼吸回路整合包包括一个蒸汽转换滤芯、一个专用水罐和一个三腔加热送气回路。这些专用耗材仅供单人一次性使用,最长使用时间为30天。

使用前先倒入灭菌注射用水充满专用加湿罐,随后打开 Vapotherm 精准流量系统,设定加湿温度。当加湿温度到达设定温度时,选择合适的 Vapotherm 鼻导管固定于患儿鼻部,再将鼻管与送气回路相连接。鼻管也是单人一次性使用,建议更换周期为 1 周。

水和吸入气流之间没有直接接触,它们被含有多重聚合纤维的蒸汽转换滤芯分离。饱和水蒸气从蒸汽转换滤芯处离开,进入通气回路的中心腔内,中心腔外周环绕包裹着循环水浴温热的套管。相对于传统机械通气的回路湿热化原理,Vapotherm 的加湿加热系统最大程度减少了冷凝水的产生。

Vapotherm 主机上有一个旋转按钮,主要用于调节三个参数:吸入氧气浓度、湿化温度以及患儿的吸入气流速。

(二) 精准流量系统的设备参数

1. 电源

$100\sim240$ V 交流电,$50\sim60$ Hz。

2. 备用电源

Vpotherm 的内置电池(4.8 V)在断电情况下维持 15 分钟续航,但水浴循环和加热功能将随断电停止。因此目前在国外,并没有将 Vapotherm 精准流量系统用于转运系统。

3. 气体供应

医用中心提供的氧气和空气的压力一般在 $28\sim586$ kPa 之间。Vapotherm 精准流量系统至少需要空气和氧气源同时满足 40 psi 标准时,才能提供稳定的流速和吸入氧浓度。

4. 性能

送气回路出口温度范围可以设置在 33～43℃,误差为正负 2℃,最长加热时间小于 5 分钟。

5. 氧浓度

吸入氧气浓度的可调节范围在 21％～100％,误差在正负 2％。需要注意的是,当设置的氧浓度为 22％和 23％,实际的吸入氧浓度依然是 21％。

6. 流速

新生儿 Vapotherm 所使用的流速调节范围在 1～8 LPM,最小调节幅度为 0.5 LPM。儿童可调节的流速范围在 5～40 LPM,最小调节幅度为 1 LPM。新生儿和成人的分类使用取决于所使用的一次性耗材,而非设备主机。所以在应用时,主机界面上会根据所使用的耗材类型标注为新生儿或成人/儿童 Vapotherm,成人/儿童一次性耗材不能使用于新生儿。

三、Vapotherm 精准流量系统的常见报警

英文报警标识以及注意事项(表 4 - 1)。

表 4 - 1　常见报警英文标识

英文报警标识	可能发生的原因
Battery charging	内置电池电量未充满
Unit in battery mode	送气气流没有水浴循环加热
Water out	缺水

（续表）

英文报警标识	可能发生的原因
Blocked tube	送气回路中压力过高，可能是由于管路反折引起，也有可能是设置的流速过高，而对应所使用的鼻管直径过小所致
O₂ sensor fault	氧传感器耗尽或故障
Gas supply	供气压力超出正常工作范围
Cartridge fault	未安装滤芯或者过量的水/气流经过滤芯
Temperature	温度超出范围

四、患儿的选择

符合鼻塞式无创通气（例如 CPAP 或者双水平无创通气）指征的患儿都能同步适用 Vapotherm 精准流量系统。使用鼻塞式无创通气的患儿，如果已经发生鼻部损伤，可以考虑使用 Vapotherm 进行通气辅助。在相同通气效果下可以根据父母陪护以及临床护士护理的需求进行选择。一般来说，Vapotherm 更易于固定和护理，比较受父母和临床护士青睐。

五、鼻管的选择

Vapotherm 的鼻管只能与其相应的精准流量系统联合使用，不能与其他品牌的加热湿化 HFT 气系统混合使用。Vapotherm 的鼻管设计能在近端通过非常小的鼻管口，安全输出最高 8 L 的气流，在患儿鼻腔内形成高流速,以促进呼出气体的排出。如果鼻管的直径和精准流量系统的压力阀不匹配,那么就会导致通气流速受到限制。因此,新生儿的鼻管和成人/儿童的通气回路套装是不能混合使用的,会导致流速限制的发生。

Vapotherm 的鼻管直径不能大于鼻孔的 50%,以实现最佳无效腔呼出气的冲刷。事实上,这相当于鼻管的尖端(即进入鼻孔的头端)不能超过鼻孔内直径的 70%。

六、临床应用与参数调节

根据国外专家的经验建议,初始设置的通气流速为 3~8 L/min 或者 4~6 L/min。一些临床医生喜欢将初始流速设置得比较低,然后根据患儿情况逐渐上调流速,而另外一些医生喜欢将初始流速设置在 8 LPM,然后根据需求逐渐下调。患儿的体重、孕周和流速的调节没有直接关系。如患儿是从有创机械通气更改为 Vapotherm 精准流量系统,临床医生会以平均气道压作为参考,调节通气流速。吸入氧浓度的调节一般是根据患儿的氧合情况按需调节。当患儿呼吸做功增加、呼吸频率增加、吸氧浓度增加或者出现呼吸性酸中毒时,可以通过上调通气流速增加呼吸支持,一般调节的幅度为 0.5~1 L/min。

加湿加热混合气的温度一般设置在 37℃。如鼻管或者送气回路中出现冷凝水,可以适当降低加热温度至 34~35℃,但前提是流速需要小于 4 LPM。如将送气管路末端放置在暖箱内,或者能维持良好的新生儿室温,就不太会出现冷凝水的情况。

七、监测与评估

Vapotherm 的观察和评估与应用 CPAP 通气时相同。呼吸支持的升级主要基于通气分析结果、用氧需求、呼吸暂停或患儿的呼吸做功,同样适用于 CPAP 通气的患儿。

八、撤机

根据患儿的氧饱和度情况优先降低甚至撤离氧气支持。当吸入氧浓度低于 30% 时,可以考虑逐渐降低支持流速。对于吸入氧浓度≤30%且情况稳定的患儿,可以尝试每 12～24 小时以 0.5～1 LPM 的幅度降低支持流速。精准流量系统可以继续给予 2.5～3 LPM 或更低流速的支持。当流速降至最低水平时,可以直接停止支持或转换为低流量支持方式。在尝试撤机的过程中,如果患儿撤机时间过长或氧合情况出现恶化,那就需要重新上调支持流速。从一定程度来说,大部分时候都是患儿在"指引"临床医护人员进行流速调节,有时虽然想给患儿尝试撤机,但如果患儿情况不稳定,依然需要维持参数不变。

九、联合治疗

Vapotherm 精准流量系统可以和联合 Aerogen 的雾化器一起使用,也可以和一氧化氮吸入气或氦氧混合气联合使用。与其他有创、无创模式相同,伺服自动控制吸入氧浓度的功能还在摸索开发中。

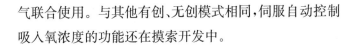

第五节　鼻塞间歇正压通气

一、概述

(一) 专业术语

(1) 鼻塞间歇正压通气(nasal intermittent positive pressure ventilation,NIPPV)在间歇指令通气(IMV)下提供经鼻持续气道正压。

(2) 当与患儿呼吸同步时,就是所熟知的SNIPPV通气。

(3) 主要应用于出生后不久的呼吸支持,可以在出生后直接使用,也可以是短暂的气管插管(<2小时)复苏后使用,或者在一些侵入性操作后使用,例如使用肺表面活性物质。也有用于一些较长时间(>2小时)气管插管机械通气拔管后的患儿。

(二) 技术

(1) 鼻部通气装置:主要是鼻塞或者鼻罩,也有使用鼻咽导管。

(2) NIPPV:任何呼吸机都能提供NCPAP和IMV。

(3) SNIPPV:与患儿呼吸同步的NIPPV通气,实现同步的方式有很多种。

（4）Infant Flow 的 SiPAP 属于双水平 NCPAP 呼吸机，并不归类为 SNIPPV，因为它的峰压通常在 9～11 cmH$_2$O，而吸气时间相对较长，甚至为 1 秒。

（三）作用机制（主要与 SNIPPV 相关）

（1）降低胸腹部的反常呼吸和流速阻力，改善胸壁稳定性和肺生理。

（2）间歇增加的、叠加于呼气末正压上的 PIP，能使气道扩张压力间歇性增加，提高输送到上气道的气流。

（3）增加潮气量和分钟通气量。

（4）增加功能残气量，复张塌陷的肺泡。

（5）降低呼吸做功。

二、禁忌证

上气道畸形：后鼻孔闭锁、腭裂、食管闭锁伴/不伴食管气管瘘。

严重的心血管问题。

三、设备与相关用品

呼吸机、鼻塞或鼻罩、固定绳、皮肤敷料、经口留置的胃管（F8 或 F6）、吸痰管。

四、出生后使用 NIPPV 的初始参数设置

频率：一般最高不超过 40 次/分。

PIP：通常设置的 PIP 大于人工通气峰压 4 cmH$_2$O

以上,PIP还应根据患儿的胸廓起伏以及听诊呼吸音情况进行调节。

PEEP:4~6 cmH$_2$O。

吸气时间:一般不超过0.45秒。

吸入氧浓度:一般根据患儿氧合情况按需调节。

流速:8~10 LPM。

咖啡因:推荐在使用NIPPV前优先使用咖啡因负荷量。

血细胞比容≥35%。

五、出生后使用NIPPV的监测与支持极限

需要观察SpO$_2$、心率和呼吸频率。

在15~30分钟内复查血气。

根据血气结果微调呼吸机参数设置。

按需对口咽部进行吸痰。

推荐的最高支持参数:

体重>1 000 g:平均气道压16 cmH$_2$O;

体重≤1 000 g:平均气道压14 cmH$_2$O。

六、出生后使用NIPPV的撤机标准

频率:15~25次/分。

PIP:≤16 cmH$_2$O。

PEEP:≤5 cmH$_2$O。

吸气时间:<0.45秒。

吸入氧浓度:≤35%。

七、拔管后使用 NIPPV 的初始参数设置

频率：15～25 次/分。

PIP：比常频机械通气时的 PIP 高 2～4 cmH$_2$O，根据患儿的胸廓起伏以及听诊呼吸音情况进行调节。

PEEP：≤5 cmH$_2$O。

吸气时间：不超过 0.45 秒。

吸入氧浓度：一般根据患儿氧合情况按需调节。

流速：8～10 LPM。

咖啡因：建议至少在使用 NIPPV 前一个小时使用负荷量。

血细胞比容≥35%。

八、拔管后使用 NIPPV 的监测与支持极限

需要观察 SpO$_2$、心率和频率。

60 分钟左右复查血气。

根据血气情况微调呼吸机参数。

按需对口咽部进行吸痰。

推荐的最高支持参数：

体重>1 000 g：平均气道压 16 cmH$_2$O；

体重≤1 000 g：平均气道压 14 cmH$_2$O。

九、NIPPV 的通气维持

尽量减少患儿口腔处的漏气，使用安抚奶嘴。

尽量维持 PIP 和平均气道压在常频参数的 4～2 cmH$_2$O

内调节。

尽量使用直径较粗的经口胃管作为排气管；经口胃管连接注射器，拔除注射器推柄，保持注射器对大气开放；注射器位置高于患儿水平，以减少腹胀；用于排气的经口胃管可以作为重力滴入的喂养管。

如果需要进行持续喂养，可以使用 F6 的胃管，沿着排气胃管一齐留置，可以用胶布将 F6 的胃管与排气胃管固定，F6 的胃管外接注射器。

十、重新插管

如果 NIPPV 的参数设置已经到达极限，此时应该考虑重新插管。

血气检查：$pH<7.25$；$PaCO_2 \geq 60$ mmHg。

严重的呼吸暂停：呼吸暂停需要通过面罩加压给氧缓解。

频繁的呼吸暂停（每小时出现次数$>2\sim3$次），或者出现心动过缓的表现（呼吸暂停>20秒，同时心率<100次/分），对氨茶碱类药物无明显效果时；频繁的氧合波动（饱和度$<85\%$），每小时出现 3 次以上的氧合波动，上调呼吸机参数后依然没有好转时，均需要考虑重新插管。

十一、NIPPV 通气治疗失败

(一) 情况 1

气管插管拔管后几小时重新插管：体重<750 g；胸

片提示有明显肺泡塌陷。

重新插管后,尽量降低呼吸机支持的程度。

尽量在气管插管拔管 7 天后和(或)患儿的体重增长 100 g 之后,再重新气管插管。

（二）情况 2

通常在使用 NIPPV 后 3 天进行气管插管。

NIPPV 通气超过 3 天,患儿逐渐出现一些小肺泡不张,然后逐渐发展为整体的肺不张,即 NIPPV 通气治疗失败,为了预防出现这样的情况,应做到以下几点：

保持咖啡因在较高剂量。

如果血细胞比容 $<35\%$ 且 $FiO_2>35\%$,则进行输血。

上调 NIPPV 参数,保持吸入氧浓度 $<60\%$。

正确的预测和及时的干预(上文),可以避免这类患儿气管插管。

（三）情况 3

当患儿发生全身感染时,NIPPV 通气将很难维持生命体征。

败血症会诱发心肺功能损伤。

当败血症情况未解决前,不建议拔管改换为 NIPPV 通气。

十二、NIPPV 撤机参数设置——推荐撤机至鼻导管给氧支持(推荐)或者头罩给氧支持

频率 <20 次/分。

$PIP \leqslant 14 \ cmH_2O$。

$PEEP \leqslant 4 \ cmH_2O$。

$FiO_2 \leqslant 30\%$。

流速：$8 \sim 10 \ LPM$。

血气指标正常。

十三、NIPPV 撤机后的参数支持

鼻导管：设置流速一般为 $1 \sim 2 \ LPM$，吸入氧浓度根据患儿氧饱和度进行调节。

头罩：调节氧浓度以维持患儿氧合。

十四、潜在并发症

（1）分泌物将鼻腔堵塞。

（2）喂养不耐受。

（3）腹胀。

（4）胃肠穿孔。

（5）呼吸机相关性肺损伤。

（6）肺通气不足。

（7）感染。

（8）鼻部出血/过敏。

（9）鼻部压疮/组织坏死。

第六节　无创通气的佩戴与固定

一、概述

不同品牌、型号的无创通气套件均有相应的佩戴与固定方法,虽然在形式上各有不同,但在固定设计原理上均大同小异。本章节将以无创发生器套件作为演示模板,探讨在固定护理操作中建议注意的细节。

（一）头帽的分类与选择

无创通气头帽一般分头帽（图4-1）与头带（图4-2）。头带能暴露头部皮肤,方便观察,主要用于头部有留置针、引流管的早产儿。头帽近似于普通帽子,能将头部完全包裹,便于佩戴。

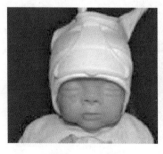　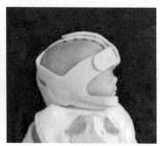

图4-1　头帽　　　　　图4-2　头带

（二）鼻塞或鼻罩的分类、选择

（1）根据早产儿鼻部、鼻孔的大小,鼻塞和鼻罩通常

分为超小号(XS)、小号(S)、中号(M)、大号(L)、超大号
(XL)等(图4-3)。佩戴前使用标尺(图4-4)测量早产
儿鼻部、鼻孔大小,选择合适的鼻塞或鼻罩。

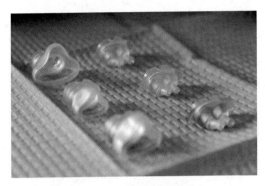

图4-3　鼻塞、鼻罩的分类

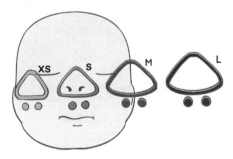

图4-4　佩戴前的测量

(2) 鼻塞应尽可能选取直径接近鼻孔直径的,但原
则是鼻塞不能接触鼻孔内组织。如果鼻塞直径太小,会
有大量漏气导致不能提供足够的 CPAP 压力。如果鼻
塞直径过大,可能会压迫、磨损鼻孔内组织引起损伤。

(3) 鼻罩适用于鼻孔直径非常小的早产儿。鼻周、

鼻中隔压红、损伤的早产儿,也可选择鼻罩。可将鼻塞和鼻罩定时更换、交替使用,预防鼻部压疮。

二、佩戴头帽及固定鼻塞、鼻罩的方法、要求

早产儿置平卧位,贴鼻贴、面贴(图4-5),应大小适宜、覆盖被压迫处,不遮鼻孔、眼睛。由于各中心所使用的保护鼻部敷料和CPAP品牌不同,鼻塞、鼻罩形状不同,目前临床并没有统一的鼻贴形状规范,临床上常见的鼻贴形状有"工"字形、猪鼻形、兔耳朵形等。

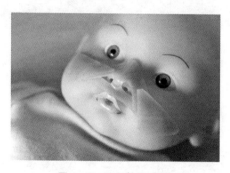

图4-5 固定鼻塞、鼻罩

(一)戴CPAP头帽

头帽前部过前额平眉,背面包后脑,侧面过耳垂,左右对称,松紧适宜,根据早产儿情况适当调整CPAP头帽的佩戴方法(图4-6)。

(二)贴发生器固定底座

将发生器固定底座贴于头帽/头带的额头正中三角区域,需在早产儿正中位上(图4-7)。

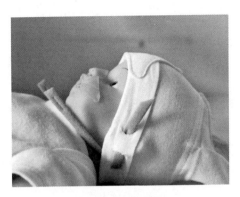

图 4-6　戴头帽

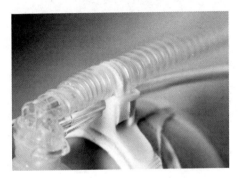

图 4-7　固定发生器底座

（三）固定 CPAP 发生器

将 CPAP 发生器置于白色固定底座上,调整前后距离,将鼻塞/鼻罩放入早产儿鼻孔/鼻头上（图 4-8、图 4-9）,将底座搭扣粘住,固定发生器。

（四）固定绳

将头带/头帽的左右两侧固定绳环扣于发生器上（图 4-10）。

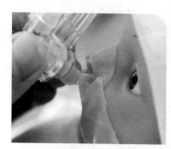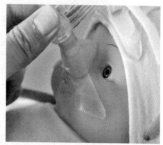

图4-8　固定发生器　　　　图4-9　调整发生器

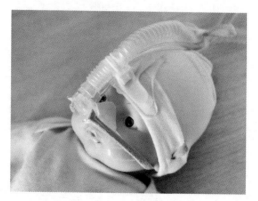

图4-10　固定两侧绳环

三、影响压力的因素及处理

(一)鼻塞尺寸

使用直径过小鼻塞容易导致鼻塞管和鼻孔之间的空隙过大,导致漏气较多,CPAP压力变小。建议在选择鼻塞时,使用厂家的测量标尺,选择尺寸合适的鼻塞。如果在测量过程中,两种型号的鼻塞都适用,建议选择大一号鼻塞,减少鼻塞管和鼻孔之间的间隙,减少漏气量,维持稳定的压力。

(二)鼻罩

尺寸过大的鼻罩容易导致漏气,建议在选择鼻罩时,选择尺寸合适的鼻罩,减少面部贴合处的漏气。

(三)头帽

使用直径过大的帽子,不易于 CPAP 发生器的固定,发生器随着患儿的运动而左右移动,容易导致鼻塞、鼻罩移位漏气。

(四)CPAP 固定

选择正确合适的鼻塞、鼻罩、头帽,固定操作不当容易导致 CPAP 漏气,压力偏低。

(五)张口呼吸

张口呼吸会随着呼出气体流失,导致压力降低,可以使用安抚奶嘴使口腔相对密闭,或者使用固定约束带辅助患儿口腔密闭。

(六)烦躁

早产儿哭吵时,会发生张口性呼吸导致压力间歇性降低。建议适当安抚早产儿,避免吵闹,也可以使用安抚奶嘴安抚早产儿,避免吵闹。

(七)管道断开/呼吸回路断开

管道断开会导致漏气,压力降低。压力明显降低时,需要检查呼吸管道是否发生漏气。

第七节　无创通气的护理

一、概述

早产儿无创通气治疗中常见的并发症是气压性创伤、腹胀、鼻部皮肤损伤以及对心血管功能的影响等，护士在治疗过程中需要认识新生儿无创通气中的问题，并积极处理和实施相应的对策。

（一）鼻部皮肤损伤

早产儿皮肤娇嫩，鼻塞鼻罩大小不合适、固定太紧压迫局部皮肤黏膜、管路牵拉等都可导致损伤，表现为局部皮肤糜烂和感染，朝天鼻、鼻中隔损伤甚至缺损（图4-11、图4-12和图4-13）。

皮肤损伤的预防措施有以下几种。

（1）选择大小合适的鼻塞，连接方式避免固定太紧。

（2）在颜面部受压部位使用保护膜有助于预防皮肤受压。为了防止使用无创鼻塞通气导致的鼻部损伤，使用鼻部保护敷料以及精细化的通气护理是十分重要的。一些因无创通气引起的鼻部损伤是永久的，可能需要整形矫正。目前我国临床上不同的中心均有不同的"个性化"保护鼻部的敷料形状，基本都需要临床护士自行裁剪。

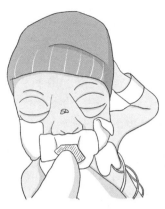

图 4‑11　鼻部皮肤损伤

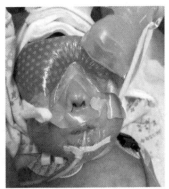

图 4‑12　固定太紧

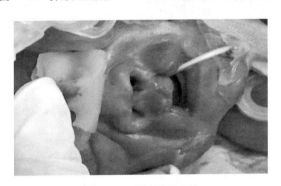

图 4‑13　压迫局部皮肤

（3）使用额垫或支架可以减少鼻部的压力，也能减少鼻塞或鼻罩的上下滑动。

（4）加强观察受压部位的皮肤，及时发现异常并予以处理：局部皮肤糜烂、感染者可涂抹抗生素软膏；鼻中隔损伤，可在损伤处皮肤涂抹少量保湿剂，并交替使用鼻塞与鼻罩；朝天鼻常由管路牵拉引起，应根据早产儿体位合理放置呼吸管路。

（二）漏气

漏气可以导致触发困难、人机不同步和气流过大，使早产儿感觉不舒服且影响治疗效果，是 NIPPV 的常见问题。在临床实践中漏气发生率高，可发生于所有接受 NIPPV 的早产儿。因此，使用过程中需密切监护，经常检查是否存在漏气并及时调整鼻塞或鼻罩的位置和固定带的张力。早产儿躁动不安或哭闹时口腔打开、鼻塞或鼻罩错位及大小不合适都会造成漏气。

预防漏气的护理措施有以下几种。

（1）早产儿哭闹时首先排除因鼻塞装置不妥所致的不适，给予抚触或喂糖水，让早产儿安静，使用安抚奶嘴可避免明显漏气。

（2）选择尽量与患儿的鼻腔内壁贴近但又不使鼻腔内壁受压的鼻塞。

（3）根据不同鼻塞的特点正确固定鼻塞的位置。

（三）胃肠胀气

无创通气治疗时，由于反复的吞气或上气道内压力超过食管贲门括约肌的张力，使气体直接进入胃肠道引起腹胀，严重者可阻碍膈肌运动而对呼吸造成影响，尤其是出生体重越轻的早产儿发生腹胀的概率愈高，其原因可能是出生体重越低，肠蠕动的功能越不成熟。

预防胃肠胀气的护理措施有以下几种。

（1）在保证疗效的前提下避免吸气压力过高。

（2）常规留置胃管进行胃肠减压可有效防止该并发

症。禁食早产儿使用 8Fr 胃管作持续胃肠减压,并保持胃管的通畅,每 2～4 小时抽吸胃内多余气体。间歇喂养的早产儿,在喂养前经胃管抽吸胃内空气,喂养后关闭胃管。

(3)发现早产儿腹部膨隆、肠鸣音减弱、呕吐等症状时,可结合腹部 X 线片判断是否存在胃肠胀气。

(4)早产儿俯卧位可减轻胃部压力,有助于早产儿排便和排气,缓解单纯性肠胀气。

(四)误吸

口咽部分泌物、反流的胃内容物或呕吐物的误吸可以造成吸入性肺炎和窒息,其后果严重,反流、误吸可能性高的早产儿需慎用 NIPPV。慢性肺部疾病早产儿在 NIPPV 治疗时以及喂养时应注意喂养速度宜慢,避免饱腹,喂养过程中和结束后避免刺激早产儿,适当抬高床头 $30°$。

(五)二氧化碳潴留

当 NIPPV 压力过高、肺泡过度扩张和呼气时间不足时,易导致潮气量减少和二氧化碳潴留。从气道呼出的气体可能潴留在呼吸管道中,需要依靠呼气相输出的气流将二氧化碳排出,如果设定的气流流速过低,或者早产儿呼吸频率过快、呼气相时间太短,会使早产儿二氧化碳不能及时排除,导致重复吸入,也可导致二氧化碳潴留。设置适当压力和流速可减少二氧化碳潴留。

(六)对心血管功能影响

压力过高时,NIPPV 提供的正压可经肺间质转达至胸膜腔,胸腔内压随之升高,妨碍静脉回流。肺过度膨胀可使肺血管阻力增加,使右心后负荷增加,最终心排血量减少。有研究认为,NIPPV 峰压达到 $10\ cmH_2O$ 时心脏功能可受影响,因此,需设置小于 $10\ cmH_2O$ 的压力,以减少对心血管功能的影响。动态观察早产儿病情变化,根据早产儿肺部情况及心功能变化,及时调整无创通气压力。积极控制肺部病变。必要时可以使用扩张肺循环药物,以降低肺循环压力。

二、无创通气撤离的护理

（一）撤离时机

无创通气较有创通气并发症更少更低,但长期进行无创通气依然存在呼吸机依赖、撤机困难、早产儿视网膜病变等问题,所以当早产儿呼吸情况好转时,应及时下调呼吸机参数或更换低级呼吸支持方式至撤离无创通气。

（二）撤离前护理

撤机前护理人员应准确评估早产儿呼吸困难情况是否改善、生命体征是否平稳、吸痰是否耐受,是否已经完善撤机前的实验室检查（X 线胸片和血气）。

（三）撤离时护理

（1）清理呼吸道：在撤离无创通气前,应彻底清理早产儿口鼻腔分泌物。

（2）床旁备用急救物品：对于撤离无创通气的早产儿,应在床旁备用急救复苏囊套件/T 组合复苏器,以应对撤机失败时的急救复苏。

（3）皮肤护理：撤机时应仔细观察早产儿鼻面部皮肤情况，是否发生压疮和破损。

（4）病情观察：撤机时和撤机后巡回时应着重观察早产儿呼吸情况，是否出现呼吸困难加重，有无发生呼吸暂停，及时复查胸片和血气情况。

（郑如意　罗飞翔）

参考文献

［1］ALEGRIA X，CLAURE N，WADA Y，et al. Acute effects of PEEP on tidal volume and respiratory center output during synchronized ventilation in preterm infants. Pediatr Pulmonol，2006，41：759－764.

［2］AMMARI A，SURI M，MILISAVLJEVIC V，et al. Variables associated with the early failure of nasal CPAP in very low birth weight infants. J Pediatr，2005，147：341－347.

［3］BAMAT N，MILLAR D，SUH S，et al. Positive end expiratory pressure for preterm infants requiring conventional mechanical ventilation for respiratory distress syndrome or bronchopulmonary dysplasia. Cochrane Database Syst Rev. 2012，1，CD004500.

［4］BANCALARI E. Inadvertent positive end-expiratory pressure during mechanical ventilation. J Pediatr，1986，108：567－569.

［5］BEKER F，ROGERSON SR，HOOPER SB，et al. The effects of nasal continuous positive airway pressure on cardiac function in premature infants with minimal lung disease：a crossover randomized trial. J Pediatr，2014，164：726－729.

［6］BUCKMASTER AG, ARNOLDA G, WRIGHT IM, et al. Henderson-Smart DJ. Continuous positive airway pressure therapy for infants with respiratory distress in non-tertiary care centers: a randomized, controlled trial. Pediatrics, 2007, 120: 509 - 518.

［7］CASTOLDI F, DANIELE I, FONTANA P, et al. Lung recruitment maneuver during volume guarantee ventilation of preterm infants with acute respiratory distress syndrome. Am J Perinatol, 2011, 28: 521 - 528.

［8］DAVIS PG, HENDERSON-SMART DJ. Nasal continuous positive airways pressure immediately after extubation for preventing morbidity in preterm infants. Cochrane Database Syst Rev, 2003, 2, CD000143.

［9］DAVIS P, DAVIES M, FABER B. A randomised controlled trial of two methods of delivering nasal continuous positive airway pressure after extubation to infants weighing less than 1 000 g: binasal (Hudson) versus single nasal prongs. Arch Dis Child Fetal Neonatal Ed, 2001, 85: F82 - F85.

［10］DE KLERK AM, DE KLERK RK. Nasal continuous positive airway pressure and outcomes of preterm infants. J Paediatr Child Health, 2001, 37(2): 161 - 167.

［11］DE PAOLI AG, MORLEY CJ, DAVIS PG, et al. In vitro comparison of nasal continuous positive airway pressure devices for neonates. Arch Dis Child Fetal Neonatal Ed, 2002, 87: F42 - F45.

［12］DE PAOLI A, DAVIS P, FABER B, et al. Devices and pressure sources for administration of nasal continuous positive airway pressure (NCPAP) in preterm neonates. Cochrane Database Syst Rev, 2008, 1, CD002977.

［13］DIBLASI RM. Nasal continuous positive airway pressure (CPAP) for the respiratory care of the newborn infant. Respir Care, 2009, 54: 1209 - 1235.

［14］DUNN MS, KAEMPF J, DE KLERK A, et al. Randomized

trial comparing 3 approaches to the initial respiratory management of preterm neonates. Pediatrics, 2011, 128: e1069.

[15] ELGELLAB A, RIOU Y, ABBAZINE A, et al. Effects of nasal continuous positive airway pressure (NCPAP) on breathing pattern in spontaneously breathing premature newborn infants. Intensive Care Med, 2001, 27(11): 1782 - 1787.

[16] FINER NN, CARLO WA, WALSH MC, et al. Early CPAP versus surfactant in extremely preterm infants. N Engl J Med, 2010, 362(21): 1970 - 1979.

[17] FISCHER HS, BUHRER C. Avoiding endotracheal ventilation to prevent bronchopulmonary dysplasia: a meta-analysis. Pediatrics, 2013, 132: e1351 - e1360.

[18] GATTINONI L, PESENTI A, AVALLI L, et al. Pressure-volume curve of total respiratory system in acute respiratory failure. Am Rev Respir Dis, 1987, 136: 730 - 736.

[19] GITTERMANN MK, FUSCH C, GITTERMANN AR, et al. Early nasal continuous positive airway pressure treatment reduces the need for intubation in very low birth weight infants. Eur J Pediatr, 1997, 156(5): 384 - 388.

[20] GREGORY GA, KITTERMAN JA, PHIBBS RH, et al. Treatment of the idiopathic respiratory-distress syndrome with continuous positive airway pressure. N Engl J Med, 1971, 284(24): 1333 - 1340.

[21] GUPTA S, SINHA SK, TIN W, et al. A randomized controlled trial of post-extubation bubble continuous positive airway pressure versus Infant Flow Driver continuous positive airway pressure in preterm infants with respiratory distress syndrome. J Pediatr, 2009, 154: 645 - 650.

[22] HOOPER SB, TE PAS AB, KITCHEN MJ. Respiratory transition in the newborn: a three-phase process. Arch Dis Child Fetal Neonatal Ed, 2005, F1 - F6.

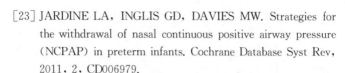

［23］JARDINE LA，INGLIS GD，DAVIES MW. Strategies for the withdrawal of nasal continuous positive airway pressure （NCPAP）in preterm infants. Cochrane Database Syst Rev，2011，2，CD006979.

［24］KAMLIN CO，DAVIS PG，MORLEY CJ. Predicting successful extubation of very low birthweight infants. Arch Dis Child Fetal Neonatal Ed，2006，91：F180 - F183.

［25］KARLBERG P，CHERRY RB，ESCARDO FE，et al. Pulmonary ventilation and mechanics of breathing in the first minutes of life，including the onset of respiration. Acta Paediatr Scand，1962，51：121 - 136.

［26］KIERAN EA，TWOMEY AR，MOLLOY EJ，et al. O'Donnell CPF. Randomized trial of prongs or mask for nasal continuous positive airway pressure in preterm infants. Pediatrics，2012，130：E1170 - E1176.

［27］LACHMANN B. Open up the lung and keep it open. Intensive Care Med，1992，18：319 - 321.

［28］LEVY P. A method for studying the static volume-pressure curves of the respiratory system during mechanical ventilation. J Crit Care，1989，4：83 - 89.

［29］MONKMAN S，ANDERSEN CC，NAHMIAS C，et al. Positive end-expiratory pressure above the lower inflection point minimized influx of activated neutrophils into lung. Crit Care Med，2004，32：2471 - 2475.

［30］MORLEY CJ，DAVIS PG. Continuous positive airway pressure：scientific and clinical rationale. Curr Opin Pediatr，2008，20：119 - 124.

［31］MORLEY CJ，DAVIS PG，DOYLE LW，et al. Nasal CPAP or intubation at birth for very preterm infants. N Engl J Med，2008，358(7)：700 - 708.

［32］MUSCEDERE JG，MULLEN JB，GAN K，et al. Tidal ventilation at low airway pressures can augment lung injury. Am J Respir Crit Care Med，1994，149：1327 - 1334.

［33］NAIR V，SWARNAM K，RABI Y，et al. Effect of nasal continuous positive airway pressure（NCPAP）cycling and continuous NCPAP on successful weaning：a randomized controlled trial. Indian J Pediatr，2015，82：787-793.

［34］O'DONNELL SM，CURRY SJ，BUGGY NA，et al. The NOFLO trial：low-flow nasal prongs therapy in weaning nasal continuous positive airway pressure in preterm infants. J Pediatr，2013，163：79-83.

［35］POLIN RA，SAHNI R. Newer experience with CPAP. Semin Neonatol，2002，7(5)：379-389.

［36］ROBERTSON NJ，MCCARTHY LS，HAMILTON PA，et al. Nasal deformities resulting from flow driver continuous positive airway pressure. Arch Dis Child Fetal Neonatal Ed，1996，75：F209-F212.

［37］ROJAS MA，LOZANO JM，ROJAS MX，et al. Very early surfactant without mandatory ventilation in premature infants treated with early continuous positive airway pressure：a randomized，controlled trial. Pediatrics，2009，123：137-142.

［38］SANDRI F，ANCORA G，LANZONI A，et al. Prophylactic nasal continuous positive airways pressure in newborns of 28-31 weeks gestation：multicentre randomised controlled clinical trial. Arch Dis Child Fetal Neonatal Ed，2004，89：F394-F398.

［39］SANDRI F，PLAVKA R，ANCORA G，et al. Prophylactic or early selective surfactant combined with nCPAP in very preterm infants. Pediatrics，2010，125(6)：e1402-e1409.

［40］SCHMOLZER GM，KUMAR M，PICHLER G，et al. Non-invasive versus invasive respiratory support in preterm infants at birth：systematic review and meta-analysis. BMJ，2013，347：f5980.

［41］SIEW ML，TE PAS AB，WALLACE MJ，et al. Positive end-expiratory pressure enhances development of a functional residual capacity in preterm rabbits ventilated from birth. J Appl Physiol, 2009, 106: 1487 - 1493.

[42] SIMBRUNER G. Inadvertent positive end-expiratory pressure in mechanically ventilated newborn infants: detection and effect on lung mechanics and gas exchange. J Pediatr, 1986, 108: 589 - 595.

[43] SREENAN C, LEMKE RP, HUDSON-MASON A, et al. High-flow nasal cannulae in the management of apnea of prematurity: a comparison with conventional nasal continuous positive airway pressure. Pediatrics, 2001, 107: 1081 - 1083.

[44] TE PAS AB, SPAANS VM, RIJKEN M, et al. Early nasal continuous positive airway pressure and low threshold for intubation in very preterm infants. Acta Paediatr, 2008, 97: 1049 - 1054.

[45] TODD DA, WRIGHT A, BROOM M, et al. Methods of weaning preterm babies <30 weeks gestation off CPAP: a multicenter randomized controlled trial. Arch Dis Child Fetal Neonatal Ed, 2012, 97: F236 - F240.

[46] VERDER H. Nasal CPAP has become an indispensable part of the primary treatment of newborns with respiratory distress syndrome. Acta Paediatr, 2007, 96: 482 - 484.

[47] VYAS H, MILDER AD, HOPKIN IE. Intra-thoracic pressures and volume changes during the spontaneous onset of respiration in babies born by cesarean-section and by vaginal delivery. J Pediatr, 1981, 99: 787 - 791.

[48] WU R, LI SB, TIAN ZF, et al. Lung recruitment maneuver during proportional assist ventilation of preterm infants with acute respiratory distress syndrome. J Perinatol, 2014, 7: 524 - 527.

[49] WYSZOGRODSKI I, KYEI-ABOAGYYE K, TAEUSCH HW, AVERY ME. Surfactant inactivation by hyperventilation: conservation by end-expiratory pressure. J Appl Physiol, 1975, 38(3): 461 - 466.

［50］ABDEL-HADY H, SHOUMAN B, ALY H. Early weaning from CPAP to high flow nasal cannula in preterm infants in associated with prolonged oxygen requirement: a randomized controlled trial. Early Hum Dev, 2011, 87: 205 - 208.

［51］CAMPBELL DM, SHAH PS, SHAH V, et al. Nasal continuous positive airway pressure from high flow cannula versus Infant Flow for preterm infants. J Perinatol, 2006, 26: 546 - 549.

［52］COLLINS CL, HOLBERTON JR, BARFIELD C, et al. A randomized controlled trial to compare heated humidified high-flow nasal cannulae with nasal continuous positive airway pressure postextubation in premature infants. J Pediatr, 2013, 162: 949 - 954.

［53］DANI C, PRATESI S, MIGLIORI C, et al. High flow nasal cannula therapy as respiratory support in the preterm infant. Pediatr Pulmonol, 2009; 44: 629 - 634.

［54］DYSART K, MILLER TL, WOLFSON MR, et al. Research in high flow therapy: mechanisms of action. Respir Med, 2009, 103: 1400 - 1405.

［55］FERNANDEZ-ALVAREZ JR, GANDHI RS, AMESS P, et al. Heated humidified high-flow nasal cannula versus low-flow nasal cannula as weaning mode from nasal CPAP in infants ⩽28 weeks of gestation. Eur J Pediatr, 2014, 173: 93 - 98.

［56］FRIZZOLA M, MILLER TL, RODRIGUEZ ME, et al. High-flow nasal cannula: impact on oxygenation and ventilation in an acute lung injury model. Pediatr Pulmonol, 2011, 46: 67 - 74.

［57］HAQ I, GOPALAKAJE S, FENTON A, et al. The evidence for high flow nasal cannula devices in infants. Paediatr Respir Rev, 2014, 15: 124 - 134.

［58］HOLLEMAN-DURAY D, KAUPIE D, WEISS MG. Heated humidified high-flow nasal cannula: use and a neonatal early extubation protocol. J Perinatol, 2007, 27: 776 - 781.

[59] JASIN LR, KERN S, THOMPSON S, et al. Subcutaneous scalp emphysema, pneumo-orbitis, and pneumocephalus in a neonate on high humidity high flow nasal cannula. J Perinatol, 2008, 28: 779 - 781.

[60] KUBICKA ZJ, LIMAURO J, DARNALL RA. Heated, humidified high-flow nasal cannula therapy: yet another way to deliver continuous positive airway pressure? Pediatrics, 2008, 121: 82 - 88.

[61] LAMPLAND AL, PLUMM B, MEYERS PA, et al. Observational study of humidified high-flow nasal cannula compared with nasal continuous positive airway pressure. J Pediatr, 2009, 154: 177 - 182.

[62] MANLEY BJ, OWEN LS, DOYLE LW, et al. High-flow nasal cannulae in very preterm infants after extubation. N Engl J Med, 2013, 369: 1425 - 1433.

[63] MILLER SM, DOWD SA. High-flow nasal cannula and extubation success in the premature infants: a comparison of two modalities. J Perinatol, 2010, 30: 805 - 808.

[64] SASLOW JG, AGHAI ZH, NAKHLA TA, et al. Work of breathing using high-flow nasal cannula in preterm infants. J Perinatol, 2006, 26: 476 - 480.

[65] SHETTY S, GREENOUGH A. Review finds insufficient evidence to support the routine use of heated and humidified highflow nasal cannula use in neonates. Acta Paediatr, 2014, 103: 898 - 903.

[66] SHOEMAKER MT, PIERCE MR, YODER BA, et al. High flow nasal cannula versus nasal CPAP for neonatal respiratory disease: a retrospective study. J Perinatol, 2007, 27: 85 - 91.

[67] SREENAN C, LEMKE RP, HUDSON-MASON A, et al. High-flow nasal cannulae in the management of apnea of prematurity: a comparison with conventional nasal continuous positive airway pressure. Pediatrics, 2011, 107: 1081 - 1083.

[68] WILKINSON D, ANDERSEN C, O'DONNELL CPF, et al.

High flow nasal cannula for respiratory support in preterm infants. Cochrane Database Syst Rev，2011(5)：CD006405.

[69] WOODHEAD DD，LAMBERT DK，CLARK JM，et al. Comparing two methods of delivering high-flow gas therapy by nasal cannula following endotracheal intubation：a prospective，randomized，masked cross-over trial. J Perinatol，2006，26：481－485.

[70] YODER BA，STODDARD RA，LI M，et al. Heated，humidified high-flow nasal cannula versus nasal CPAP for respiratory support in neonates. Pediatrics，2013，131：e1482－e1490.

[71] COLLINS CL，HOLBERTON JR，BARFIELD C，et al. A randomized controlled trial to compare heated humidified high-flow nasal cannulae with nasal continuous positive airways pressure postextubation in premature infants. J Pediatr，2012，162(5)：949－954.

[72] DYSART K，MILLER TL，WOLFSON MR，et al. Research in high flow therapy：mechanisms of action. Respir Med，2009，103：1400e5.

[73] FRIZZOLA M，MILLER TL，RODRIGUEZ ME，et al. High-flow nasal cannula：impact on oxygenation and ventilation in an acute lung injury model. Pediatr Pulmonol，2011，46：67－74.

[74] KOTECHA SJ，ADAPPA R，GUPTA N，et al. Safety and efficacy of high-flow nasal cannula therapy in preterm infants：a meta-analysis. Pediatrics，2015，136(3)：542－553.

[75] MANLEY BJ，OWEN LS. High-flow nasal cannula：mechanisms，evidence and recommendations. Semin Fetal Neonatal Med，2016. doi：10.1016/j.siny.2016.01.002.

[76] MANLEY BJ，DOLD SK，DAVIS PG，et al. High-flow nasal cannulae for respiratory support of preterm infants：a review of the evidence. Neonatology，2012，102(4)：300－308.

［77］MANLEY BJ，OWEN LS，DOYLE LW，et al. High-flow nasal cannulae in very preterm infants after extubation. N Engl J Med，2013，369：1423 - 1433.

［78］MCQUEEN M，ROJAS J，SUN SC，et al. Safety and long term outcomes with high flow nasal cannula therapy in neonatology：a large retrospective cohort study. J Pulm Respir Med，2014，4：216.

［79］REYNOLDS P，LEONTIADI S，LAWSON T，et al. Stabilisation of premature infants in the delivery room with nasal high flow. Arch Dis Child Fetal Neonatal Ed，2016，F1 - F4.

［80］WILKINSON D，ANDERSEN C，O'DONNELL CPF，et al. High flow nasal cannula for respiratory support in preterm infants. Cochrane Database Syst Rev 2016；（2）：CD006405. doi：10.1002/14651858.CD006405.pub3.（IF 5.9）.

［81］YODER BA，STODDARD RA，LI M，et al. Heated，humidified high-flow nasal cannula versus nasal CPAP for respiratory support in neonates. Pediatrics，2013，131（5）：e1482 - e1490.

［82］BHANDARI V. Nasal intermittent positive pressure ventilation in the newborn：review of literature and evidence-based guidelines. J Perinatol，2009，30：505 - 512.

［83］BHANDARI V. Non-invasive respiratory support. Clin Perinatol，2012，39：497 - 511.

［84］BHANDARI V. The potential of non-invasive ventilation to decrease BPD. Semin Perinatol，2013，37：108 - 114.

［85］DUMPA V，KATZ K，NORTHRUP V，et al. SNIPPV vs. NIPPV：does synchronization matter？ J Perinatol，2012，32：438 - 442.

［86］MEHTA P，BERGER J，BUCHOLZ E，et al. Factors affecting nasal intermittent positive pressure ventilation failure and impact on bronchopulmonary dysplasia in neonates. J Perinatol，2014，30：754 - 760.

第五章

有创通气的护理管理

第一节　有创通气概述

一、概述

有创机械通气是抢救新生儿呼吸衰竭的重要方式，更是治疗早产儿呼吸窘迫综合征及作为各种临床呼吸支持和治疗的有效手段。目前应用在临床上的有创机械通气主要分为常频通气（conventional ventilation）和高频通气（high-frequency ventilation，HFV）（依据通气频率高低分类）。常频呼吸机无论在设计和性能上，还是在呼吸机临床应用方面，都有着较大的发展。应用时需考虑到机械通气并发症，以及脱机的困难，尤其对于较小的早产儿。大多是根据早产儿的胎龄大小及呼吸衰竭的程度来决定是否行机械通气治疗，同时也需要考虑是否有替代方案来支持早产儿的呼吸。临床医护人员要正确认识机械通气，做到正确熟练掌握。

二、常频呼吸机类型

早产儿呼吸机类型主要是持续气流、压力限定和时间转换型呼吸机。持续气流为呼吸机在吸气相和呼气相均持续向管道内送气。在吸气相时,呼吸阀关闭,气流送入肺内,多余气体则通过泄压阀排入大气;呼气相时,呼气阀开放,气体排至大气。压力限定为预先调定呼吸机管道和气管内吸气相时的最高压力吸气峰压(PIP),当压力超过设定压力时,气体通过泄压阀排出,保持呼吸机管道内和气管内的最大压力等于调定压力。时间转换为根据实际情况直接设定吸气时间和呼吸频率,呼吸机会自动计算出呼气时间及吸呼比并予以直接显示。

三、高频机械通气

高频机械通气是一种接近或小于生理无效腔量的小潮气量的通气方式,通气频率非常快(2~20 Hz 或 120~1 200 次/分)。相对于常频机械通气,高频机械通气即使在很高的平均气道压下,气道峰压也相对较小,能维持正常的肺结构,给予足够的氧合与气体交换,有效清除二氧化碳。临床应用的高频通气主要分为 3 种:高频喷射通气、高频振荡通气和高频气流阻断通气。

（一）高频震荡通气

高频震荡通气通过高频活塞运动或震荡隔膜产生震

荡气流,将少量气体送入和抽出气管插管。特点是通气频率高(常用的是 8~12 Hz),是目前高频通气中最有效的类型,被广泛应用于临床中。

(二) 高频气流阻断通气

高频气流阻断通气通过间断阻断高流速过程中产生的气体脉冲,同时具有高频喷射通气和高频震荡通气的特征。HFFI 的通气频率为 600~1 200 次/分(10~20 Hz)的被动通气方式。

(三) 高频喷射通气

高频喷射通气通过高频电磁阀、气流控制器、压力调节阀和喷嘴,喷射出高频率、低潮气量的快速气流,通过多腔气管插管喷入早产儿气道和肺内。喷射气流速由工作压力和喷嘴大小决定,其通气频率通常为 60~600 次/分(1~10 Hz),相对于高频震荡通气模式和 HFPPV,高频喷射通气模式能用更小的峰压和平均压达到清除二氧化碳的效果,目前在临床上较少应用。

四、有创机械通气的置管

(一) 气管插管型号的选择

气管插管一般选用无毒聚氯乙烯管,均不带有气囊的气管插管,使用带有气囊的气管插管容易导致拔管后气道水肿,引起呼吸困难(表 5 - 1)。

表 5 - 1　气管插管型号选择

插管型号(F)	体重(g)	孕周(周)
2.5	<1 000	<28
3.0	1 000~2 000	28~34
3.5	2 000~3 000	34~38
3.5~4.0	>3 000	>38

Data from Kempley ST, Moreiras JW, Petrone FL. Endotracheal tube length for neonatal intubation. Resuscitation. 2008; 77(3): 369 - 373.

(二) 经口气管插管 vs. 经鼻气管插管

1. 气管插管可经口或经鼻插入

经鼻插入的优点为易于固定,口腔清洁易于保持,插管可留置较长时间;缺点是经鼻插管操作难度较大,易致鼻腔内压迫损伤和鼻咽部的感染及将感染带入下呼吸道。

2. 经口插管可在喉镜下直视操作

此方法简便,在需要紧急通气时便于争取时间;缺点是容易滑出。

3. 经鼻气管插管的并发症

有研究表明,经鼻气管插管的早产儿在拔管后有较高概率发生肺不张,特别是体重小于 1 500 g 的早产儿,相关的原因可能是经鼻置管显著减少了经鼻气流和鼻前庭狭窄。

4. 气管插管的深度及其位置

(1) 传统的早产儿气管插管深度判定使用的是公式

法,根据患儿体重(kg)+6 cm 作为插管深度(经口)。鼻插在经口基础上+1 cm。公式法方便、便于记忆,但有时会出现误差,对于体重小于 750 g 的微小早产儿而言,经常出现过深的情况。发达国家近几年已使用另外两种插管深度估算方法,第一种新的估算方法基于早产儿的体重或孕周,详见表 5-2,另一种方法是测量患儿鼻中隔到耳珠的距离(cm)(nasal-tragus length,NTL),插入深度为 NTL+1 cm。

表 5-2 气管插管型号建议

体重(g)	孕周(周)	插管型号(mm)	经口插管深度(cm)
500~600	23~24	2.5	5.5
700~800	25~26	2.5	6.0
900~1 000	27~29	2.5/3.0	6.5
1 100~1 400	30~32	3.0	7.0
1 500~1 800	33~34	3.0	7.5
1 900~2 400	35~37	3.0/3.5	8.0
2 500~3 100	38~40	3.5	8.5
3 200~4 200	41~43	3.5/4.0	9.0

Data from Kempley ST, Moreiras JW, Petrone FL. Endotracheal tube length for neonatal intubation. Resuscitation. 2008; 77(3): 369-373.

(2) 气管插管的最佳位置是放置在声门下 1~2 cm 处(即声门至气管隆突的中点),第一和第二胸椎中间的位置(图 5-1),气管插管过深(图 5-2)。

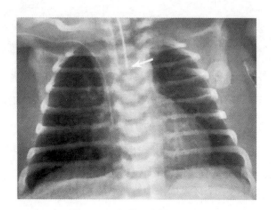

图 5-1 气管插管最佳位置

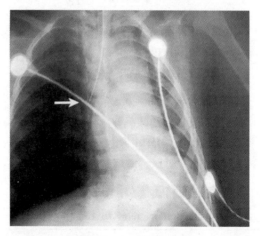

图 5-2 气管插管过深

五、有创通气相关辅助检查

(一) 血气分析

血气分析结果是一个很重要的检查项目(表 5-3)。

表 5-3 血气分析

项 目	标本	出生	1 小时	3 小时	24 小时	2 天	3 天
顺产足月儿							
pH	动脉	7.26	7.3	7.3	7.3	7.39	7.39
	静脉	7.29	7.29	7.29	7.29	7.29	7.29
PO_2(mmHg)	动脉	8~24	55~80		54~95		83~108
PCO_2(mmHg)	动脉	54.5	38.8	38.3	33.6	34	35
	静脉	42.8	42.8	42.8	42.8	42.8	42.8
SO_2(%)	动脉	19.8	93.8	94.7	93.2	94	96
	静脉	47.6	47.6	47.6	47.6	47.6	47.6
早产儿	末梢						
pH	<1 250 g				7.36	7.35	7.35
PCO_2(mmHg)					38	44	37
pH	>1 250 g				7.39	7.39	7.38
PCO_2(mmHg)					38	39	38

邵肖梅,叶鸿瑁,丘小汕.实用新生儿学[M].北京:人民卫生出版社,2019:1072.

（二）胸部 X 线摄片

尽早进行胸部 X 线摄片检查,明确诊断,以便进一步治疗。如果存在脐动脉和脐静脉管道,X 线摄片应该包括腹部摄片。

（三）感染相关

出生后应密切监测有无感染的发生,血培养、胃内吸出物镜检和培养、血常规均有助于发现感染。感染常会导致败血症,甚至会很快危及生命,一旦发现要及时给予抗感染及对症治疗。

第二节 有创通气的护理

一、概述

有创通气的临床护理对于患儿通气质量的改善、插管时间的减少、感染的预防以及预后质量的改善都是有着非常重要的意义。优秀的机械通气患儿的床旁护理不仅局限于气道护理操作,还需床旁护士学会观察机械通气患儿的临床表现、阳性体征。

二、生命体征和临床表现

（一）监测生命体征

严密观察早产儿面色、皮肤颜色、胸廓运动;24 小时持续心电监护,血压及 SpO_2 值。每 4～6 小时监测早产儿体温变化。

（二）24 小时出入量

计算患儿 24 小时出入量,每天称体重,特别是心力衰竭、水肿及病情极为危重的早产儿尤为重要。经过机械通气治疗,早产儿低氧血症和高碳酸血症得到纠正,心、肾功能改善,尿量会逐渐增加。如早产儿尿量减少或无尿,应注意是否存在液体量不足、低血压或肾功能障碍等。尿量过多,应注意电解质紊乱的发生。

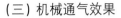

（三）机械通气效果

密切观察呼吸频率、潮气量、分钟通气量等变化,尽量以最低的压力、最低的吸入氧浓度,维持血气分析于正常范围内。医护人员应熟悉呼吸机参数的调节,并做好记录。

三、有创通气的不良反应与预防措施

机械通气是重要的生命支持手段之一,但机械通气也会带来一些并发症,甚至危及生命。因此,了解机械通气的并发症具有重要的临床意义。

（一）呼吸机相关性肺炎(ventilator-associated pneumonia, VAP)

由于呼吸机是一种侵入性治疗手段,破坏了正常呼吸道的屏障功能,加上机械通气的危重早产儿抵抗力低下,感染是机械通气最常见的并发症。VAP 的发病与机体免疫机制与防御功能 IgA 减少,粘连蛋白层破坏导致细菌在气道上黏附、口咽部寄殖菌的吸入、胃液反流误吸到气道,气管、食道插管损害了气道防御功能、呼吸治疗器械污染及病室环境和医务人员的手交叉感染等多种因素有关。早产儿肺内血管丰富,弹力组织发育差,肺内含气量少而含血量多,故更易发生感染。研究显示,早产儿胎龄越小,越易发生细菌入侵及定植,VAP 发生率增高。机械通气时间越长,感染发生率越高,一旦发生 VAP 会明显延长住院时间,增加住院费用显著增加病死率。对机械通气的早产儿实施集束化干预措施可有效降低VAP的发生。

1. 手卫生

进行严格的手部卫生可降低VAP的发生率,吸痰或处理冷凝水时戴手套,处理呼吸道用物后需进行严格的手卫生。

2. 气管插管护理

在新生儿气管插管机械通气过程中应用无菌操作技术以较少交叉感染的风险。做好气管插管的有效固定,对躁动较多的新生儿给予适当的镇静及约束,以防止意外脱管,减少再次插管引起的呼吸道黏膜损伤。

3. 体位

保持头位抬高15°,有胃食管反流者可保持头位抬高30°,喂养后给予左侧卧位。

4. 口腔护理

加强口腔护理,可使用水溶性口腔湿化剂增加口腔黏膜组织湿润度。初乳因含有较多免疫物质,可作为早产儿的口腔护理物质。

5. 呼吸管路护理

吸入气体需进行加温加湿并及时清除呼吸机管路的冷凝水。较多研究显示,呼吸机管路更换频率对VAP的发病率无明显区别。因此,机械通气过程中可无须定期更换呼吸机管路,但呼吸机管路破损或污染时应及时更换。

6. 湿化器护理

加热湿化器每 5～7 天更换 1 次,若有污染时需及时更换。

7. 吸痰装置选择与更换频率

目前研究显示,采用开放式或密闭式吸痰装置均不影响 VAP 的发生,但密闭式吸痰装置可维持呼气末正压和减少对周围环境的污染。密闭式吸痰装置的更换时间对 VAP 的发生率亦无影响,因此,除非破损或污染,密闭式吸痰装置无须每日更换。

(二) 气漏

早产儿肺泡发育不成熟,肺表面活性物质缺乏,表面张力高,部分肺泡可出现萎陷,机械通气时可出现压力不平衡,加上间质结构疏松,很容易发生气压伤。因程度不同,临床表现为肺间质气肿、皮下气肿、纵隔气肿、心包积气、气胸等。少量肺间质气肿可无明显症状,广泛性肺间质气肿可伴有低血压、心动过缓、低氧、高碳酸血症和酸中毒。皮下气肿时可在早产儿颈、面、胸部等部位皮肤触及捻发感,若无其他并发症可不做处理,但若伴有呼吸困难、发绀、胸廓饱满、两侧胸廓不对称等则提示伴有气胸的发生。间质性肺气肿沿大血管进入心包腔可致心包积气,早产儿可出现发绀、心率增快、血压降低、脉压减少和心音低钝。实施低潮气量低气道压和允许性高碳酸血症等肺保护性通气策略可减少呼吸机所致的肺损伤,潮气量维持在 4～6 mL/kg,$PaCO_2$ 可允许为 50～60 mmHg, pH＞7.20～7.25。触发性通气模式能明显减少常频固定正压通气所致的肺损伤，减少气漏的发生，具有明显的肺保护作用，早产儿可选择容量限制通气、目标潮气量通气、容量保证通气、高频通气等通气模式。机械通气过程中，需重点关注早产儿的面色、意识及生命体征的变化，若发现异常立即通知医生查看并给予相应处理。同时密切监测早产儿呼吸音的变化和胸廓运动的情况，若早产儿出现胸廓运动减弱或者呼吸音消失，应及时做好抢救准备。

（三）氧中毒

氧中毒即长时间吸入高浓度氧导致的肺损伤。根据病情不同可分为急性肺损伤和慢性肺损伤。病情轻者临床表现可不明显，严重者可表现为畸形呼吸窘迫综合征。早产儿慢性肺损伤可表现为支气管肺发育不良和早产儿视网膜病。氧气毒性作用与吸入氧浓度及其持续时间密切相关，要以尽可能低的吸入氧浓度维持正常血氧饱和度，吸氧早产儿血氧饱和度一般维持在 90％～94％。为实现这一目标，氧饱和度报警设置范围应为 88％～93％，根据监测氧饱和度值及时调整吸入氧浓度。

（四）颅内出血

早产儿颅内出血除与早产儿脑组织发育不良外，可能与机械通气导致的颅内压力的变化和血 pH 变化引起的脑血管收缩或舒张有关。机械通气时早产儿烦躁，人机对抗可能是导致颅内出血的因素之一。研究显示，缺氧、酸中毒、高碳酸血症可显著增加早产儿脑室周围-脑室内出血。缺氧和酸中毒可损伤毛细血管内皮细胞,使其通透性增加或破裂出血;缺氧和酸中毒亦能影响脑血管自主调节功能,形成压力被动性脑血流,当体循环压力升高时,脑血流量增加,导致毛细血管破裂。因此,机械通气过程中需注意加强监测血气,维持酸碱平衡。加强监护,患儿出现烦躁,人机对抗时迅速查明原因,及时予以去除。适当应用镇静剂可能有减少发病的作用。

(五)循环障碍

机械通气使胸腔内压力升高,静脉回流减少,心脏前负荷降低,其综合效应是心排血量和血压降低,血管容量相对不足或对前负荷较依赖的早产儿尤为突出。机械通气时因心排血量的下降而发生低血压,除适当调节潮气量、吸呼比及选用最佳 PEEP 外,可适当补充血容量,使静脉回流量增加,恢复正常的心排血量;同时还可应用增加心肌收缩药物,增强心肌收缩力。低心排血量可表现为毛细血管再充盈时间延长、少尿、代谢性酸中毒、低血压、皮肤黏膜充血、低氧血症等。在护理过程中,加强对机械通气早产儿的病情观察及动态监测呼吸机参数,有利于发现机械通气改变引起的血流动力学变化。

(六)胃肠胀气

机械通气早产儿常出现腹胀。卧床、使用镇静剂等原因可引起肠道蠕动降低和便秘。随时观察早产儿腹部的情况,触诊柔软度,如胀气可采用肛管排气、灌肠、腹部按摩等方法缓解。

四、有创通气撤离护理

有创通气作为一种侵入性治疗方式,长期机械通气易引起呼吸机相关性肺炎、慢性肺病、支气管肺发育不良、呼吸机/氧气依赖等情况,因此当患儿呼吸困难情况好转时,应及时进行评估尽早撤离呼吸机。

(一)撤离前评估

当有创机械通气的患儿呼吸困难缓解、自主呼吸频率增加、吸痰时生命体征稳定,应及时提醒医生更换撤机模式或下调呼吸机参数,复查患儿 X 线胸片和血气。当患儿呼吸机支持力度较低、胸片渗出减少、透亮度增加、复查血气正常稳定时,可考虑拔除气管插管撤机或更换为无创通气支持。

(二)有创机械通气撤机的护理

1. 撤机前的准备

拔管撤机前应评估患儿的呼吸情况、生命体征波动情况以及实验室检查结果是否符合拔管撤机指征。在确认进行拔管前,应检查患儿是否还在使用呼吸抑制药物(如镇静药),应逐渐降低药量至停止输注。拔管撤机前应在床旁备好空氧混合仪、复苏球囊套件/T 组合复苏器、吸痰套件、插管套件、拔管撤机后呼吸支持套件(如鼻导管、CPAP 呼吸机等)、气管插管末端培养套件(按需)和相关雾化药物(遵医嘱)等。

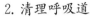

2. 清理呼吸道

在进行拔管操作前,应彻底清理呼吸道(气管插管、口、鼻腔)分泌物。

3. 皮肤的护理

在撕去固定气管插管胶布时,推荐使用去粘喷剂/石蜡油/生理盐水降低胶布黏性,减少皮肤损伤,使用时应注意避免液体进入早产儿眼睛。去除胶布后应及时观察早产儿鼻面部情况。

4. 拔管后的护理

(1) 气管导管末端培养:对于长期(插管时间＞72小时)有创机械通气的早产儿,应进行气管导管末端培养,以检测呼吸道是否有细菌或病毒定植,应注意无菌操作,避免末端污染。

(2) 及时的呼吸支持:当早产儿拔除气管插管后,应遵医嘱及时给予相应的呼吸支持,待早产儿呼吸情况、生命体征稳定后再进行相应呼吸支持的护理和固定操作。

(3) 病情观察与评估:在拔除气管插管进行相应无创通气的操作过程中,护理人员应实时观察早产儿的面色、口唇、生命体征数值、呼吸情况,当出现生命体征严重下降时应及时给予急救复苏操作。拔管撤机后,护理人员在定时巡回时,仍应注意观察早产儿的呼吸表现和监护仪上生命体征的波动情况。

(4) 实验室检查:患儿拔管撤机后,应及时复查胸片、血气,及时评估撤机是否成功。

（三）撤机失败

不是所有的拔管撤机都会成功，若早产儿拔管后呼吸困难加重、无有效自主呼吸或在较高的无创呼吸支持下仍无法有效维持正常的生命体征，应考虑及时插管。

（郑如意　罗飞翔）

参考文献

[1] THOMPSON WK，MARCHAK BE，FROESE AB，et al. High frequency oscillation compared with standard ventilation in pulmonary injury model. J Appl Physiol 52：543，1982.

[2] BELL RE，KUEHL TJ，COALSON JJ，et al. High-frequency ventilation compared to conventional positive-pressure ventilation in the treatment of hyaline membrane disease in primates. Crit Care Med 12：764，1984.

[3] BODROS SJ，MAMMEL MC，COLEMAN JM，et al. Comparison of high-frequency oscillatory ventilation and high-frequency jet ventilation in cats with normal lungs. Pediatr Pulmonol 7：35，1989.

[4] JACKSON JC，TRUOG WE，STANDAERT TA，et al. Effect of high-frequency ventilation on the development of alveolar edema in premature monkeys at risk for hyaline membrane disease. Am Rev Respir Dis 143：865，1991.

[5] CARLON GC，RAY C，MIODOWNIK S，et al. Physiologic implications of high frequency jet ventilation techniques. Crit Care Med 11：508，1983.

[6] LUCKING SE，FIELDS AI，MAHFOOD S，et al. High-frequency ventilation versus conventional ventilation in dogs with right ventricular dysfunction. Crit Care Med 14：798，1986.

［7］SLUTSKY AS，KAMM RD，ROSSING TH，et al. Effects of frequency，tidal volume and lung volume on CO_2 elimination in dogs by high frequency（2－30 Hz.），low tidal volume ventilation. J Clin Invest 68：1475，1981.

［8］VENEGAS JG，FREDBERG JJ. Understanding the pressure cost of high-frequency ventilation：why does it work? Crit Care Med 22（suppl 9）：S49，1994.

［9］BUTLER WJ，BOHN DJ，BRYAN AC，et al. Ventilation by high-frequency oscillation in humans. Anesth Analg 59：577，1980.

［10］BOROS SJ，MAMMEL MC，COLEMAN JM，et al. Comparison of high-frequency oscillatory ventilation and high-frequency jet ventilation in cats with normal lungs. Pediatr Pulmonol 7：35，1989.

［11］BOROS SJ，MAMMEL MC，COLEMAN JM，et al. Neonatal high-frequency ventilation：4 years' experience. Pediatrics 75：657，1985.

［12］《中华儿科杂志》编辑委员会,中华医学会儿科学分会新生儿学组.新生儿机械通气常规［J］.中华儿科杂志,2015,53（5）：327－330.

［13］HATLER CW，MAST D，CORDERELLA J，et al. Using evidence and process improvement strategies to enhance healthcare outcomes for ecritically ill：a pilot project. Am J Crit Care,2006,15：549－555.

［14］薛辛东,富建华."新生儿机械通气常规"解读［J］.中华儿科杂志,2015,53（5）：331－333.

［15］李秋平,黄海燕,封志纯,等.NICU常频机械通气常见并发症临床特点及防治策略［J］.中国实用儿科杂志,2004,19（6）：358－360.

［16］ABBOTT CA，DREMSA T，STEWART DW，et al. Adoption of a ventilato-associated pneumonia clinical practice guideline. Worldviews Evid Based Nurs. 2006，3：139－152.

［17］中华医学会重症医学分会.呼吸机相关性肺炎诊断、预防和治

疗指南(2013)[J].中华内科杂志,2013,52(6):524-543.

[18] FARADITA ARYANI D, TANNER J. Does open or close endotracheal suction affect the incidence of ventilator associated pneumonia in the intensive care unitl A systematic review. Enferm Clin, 2018, 28:325-331.

[19] 周晓光.新生儿机械通气治疗中的矛盾与对策[J].中华实用儿科临床杂志,2013,28(2):81-82.

[20] 庄思齐.新生儿肺保护性通气策略[J].中国新生儿科杂志,2010,25(1):6-10.

[21] 赵金辉,赵娟,刘敬,等.血浆渗透压、血气、血糖变化与早产儿脑室周围-脑室内出血的相关性[J].实用儿科临床杂志,2005,20(2):125-126.

[22] 喻文亮,钱素云,陶建平.小儿机械通气.第4版.上海:上海科学技术出版社,2012.

[23] 李坤仪.1例机械通气合并腹胀消化道出血患儿的护理[J].中国实用护理杂志,2014,30(z2):143.

[24] DAVID G. SWEET, VIRGILIO CARNIELLI, GORM GREISEN, MIKKO HALLMAN, EREN OZEK, RICHARD PLAVKA, OLADIDRIK SAUGSTAD, UMBERTO SIMEONI, CHRISTIAN P. 欧洲新生儿呼吸窘迫综合征防治共识指南:2016版[J].中华儿科杂志,2017,55(3):169-176.

[25] 陈伟明,陆国平.儿童机械通气撤机管理[J].中国小儿急救医学,2016,23(6):369-374.

第六章
常频机械通气模式

第一节　间歇指令通气模式

一、概述

（一）定义

间歇指令通气（intermittent mandatory ventilation，IMV）的通气频率是固定的，需要临床医生进行设置，允许患儿在两次指令通气之间进行自主呼吸。IMV既可以用于急性期（高通气频率）治疗，也可以用于撤机前（低通气频率）通气治疗，支持压力控制和容量控制。

（二）特性

（1）指令通气按照预设的通气频率（BR）进行定时、规律地通气。呼吸周期时间等于通气频率除以60秒。

（2）在压力控制下，指令通气的潮气量由预设的吸气峰压、流速、吸气时间(Ti)、患儿的肺顺应性和气道阻力共同决定。

(3) 每次指令通气的潮气量并不是稳定的,会根据不同情况发生变化,特别是指令通气不同步、发生人机对抗的时候。

(4) 在两次指令通气之间,患儿可以通过呼吸机提供的持续气流进行自主呼吸,自主呼吸的吸入气氧浓度就是呼吸机上预设的氧浓度,自主呼吸的支持强度由呼吸机上预设的呼气末正压(PEEP)决定。

(5) 自主呼吸的频率、潮气量、峰流速以及吸气时间都是由患儿自己决定的。

(6) 可以通过上调 PEEP 来加强患儿的氧饱和度。

(三) 优点

如患儿发生呼吸暂停,呼吸机依然可以按照预设频率对患儿进行指令通气。当使用肌松剂或加强镇静的时候,IMV 通气效果较好,有利于避免反常呼吸和气体陷闭的发生。

(四) 缺点

可能由于人机不同步导致潮气量的异常变化,如患儿自主吸气和指令通气同步,那么潮气量会增大,如果患儿自主呼气和指令通气不同步,那么潮气量会减小,也有可能发生介于两者之间的潮气量变化。人机不同步的影响:无法进行有效的气体交换、气体陷闭、气瘘以及并发脑室内出血。

二、控制、监护和报警

（一）呼吸频率

频率控制每分钟指令通气的次数。一般的常频呼吸机可设置的范围在 0～150 次/分之间。初始的频率设置一般在 30～60 次/分,但是有时候根据通气治疗需求,频率≥60 次/分也是需要的。

（二）吸气峰压

PIP 主要控制吸气相的吸气高压,它是决定潮气量的主要因素之一。一般常频呼吸机可调节的范围在 3～80 cmH$_2$O,吸气峰压的初始调节通常为较低水平(例如 15～20 cmH$_2$O),只要能听到呼吸音并且看到胸廓起伏即可,一般上调幅度为 1～2 cmH$_2$O。如使用的呼吸机支持潮气量监测,那吸气峰压的设置应该基于监测到的潮气量,潮气量的正常值一般根据患儿的体重进行计算:极低出生体重儿为 4～6 mL/kg;低出生体重儿为 5～7 mL/kg;足月儿为 5～8 mL/kg。

（三）吸气时间

吸气时间调节控制吸气相压力的持续时间。一般常频呼吸机可调节的范围为 0.1～3.0 秒。初始的吸气时间设置一般为 0.3～0.5 秒。当通气频率>60 次/分时,所需的吸气时间要更短些。

（四）流速

流速的控制通常有两个目的:首先调节每次呼吸吸

气相进入气道的流量,同时也决定了两次指令通气间自主呼吸的可吸入流量。有一些呼吸机能自动调节自主呼吸期间的流速,以减少呼气阻力。不同呼吸机的流速变化范围有所不同,最低流速一般为 $2\sim3$ LPM,最高流速一般为 $20\sim30$ LPM,有一些呼吸机的峰流速可以达到 40 LPM。为了避免患儿呼气相阻力过大,流速一般设至最低,以能达到足够吸气峰压、压力波形/环即可。早产儿的流速一般设置为 $5\sim8$ LPM,足月儿的流速一般设置为 $10\sim12$ LPM。

(五) 呼气末正压

PEEP 能加强功能残气量(FRC)以预防呼气末肺泡塌陷。增加 PEEP 还有助于增加平均气道压,改善氧合。一般常频呼吸机 PEEP 的设置范围在 $1\sim20$ cmH_2O 或 $1\sim25$ cmH_2O。建议 PEEP 的初始设置在比较温和的水平($4\sim8$ cmH_2O),上调幅度为 1 cmH_2O,直至达到预期通气效果。对于新生儿而言,应用 PEEP 高于 10 cmH_2O 的情况是非常罕见的。

(六) 监测与报警

呼吸机监测到的吸气峰压代表的是指令通气期间吸气相的最高压力,它指的是预先设定 PIP 数值,因此 PIP 的监测数值不会随着每次通气而发生变化。有一些呼吸机除了监测 PIP 外,还能监测气道内变化的压力 ΔP。PIP 的报警上限一般设定为在 PIP 设定值以上 $5\sim10$ cmH_2O,PIP 压力过高报警多见于气道压力增加。PIP

的报警下限一般设定在 PIP 设定值以下 $5\sim10$ cmH$_2$O,
PIP 低压报警多见于患儿呼吸回路漏气或断开。PEEP
的报警下限一般设定在 PEEP 设定值以下 $2\sim3$ cmH$_2$O,
低压报警常见于患儿呼吸回路漏气或断开。

平均气道压的监测数值反映了一段时间内作用于肺
部的平均压力。这个监测参数的变化受限于吸气峰压、
呼吸频率、吸气时间、流速和 PEEP 的设定值。

在 IMV 模式中,呼吸频率和吸气时间的监测数值基
本上代表了这些参数的设定值。而呼气时间和吸呼比的
监测值实际上大多都是基于吸气时间和呼吸频率的计算
值。但在一些特殊情况下,观察吸呼比和呼气时间有助
于评估是否发生了气体陷闭或存在内源性 PEEP 是非常
有价值的。

呼吸暂停报警反映了呼吸频率的降低,一般情况下,
呼吸机默认设置为 20 秒,但是可以进行人为调节,范围
一般在 10 秒至 2 分钟。

氧浓度的报警上下限一般设置在设定值的上下 5%
水平。

目前主流的新生儿呼吸机都支持潮气量和分钟通气
量的监测。VTi 一般指吸入潮气量,VTe 一般指呼出潮
气量,同时评估 VTi 和 VTe 有助于了解气道漏气程度。
监测潮气量有助于调节 PIP 以实现最佳潮气量通气。当
出现低分钟通气量报警时,提示潮气量、频率的降低,或
者呼吸回路出现漏气或断开。一般设置分钟通气量报警

下限低于设定值的 20%～25%。

气促是撤机可能失败的早期迹象,可以通过高呼吸频率或者高分钟通气量报警进行早期预警。几乎所有的呼吸机都有空气、氧气源低压力报警、断电报警,硬件故障报警,当这类报警出现时,应该立刻进行处理,否则会影响到患儿的生命安全。

三、患儿的管理

(一) 适应证

(1) 呼吸衰竭导致的缺氧:当吸入氧浓度大于 50% 时,$PaO_2 < 50$ mmHg。

(2) 呼吸衰竭导致的高碳酸血症:$PaCO_2 > 60$ mmHg。

(3) 心血管系统问题(心动过缓、低血压)。

(4) 呼吸驱动问题(呼吸暂停、神经功能受损)。

(5) 呼吸费力(肺功能受损、气道阻塞)。

(二) 潜在并发症

1. 肺过度膨胀/气压伤/容量伤

尽可能避免设置过高的吸气峰压($PIP > 35$ cmH_2O),积极撤机。对于早产儿而言,通气不同步容易导致肺出血和肺损伤,如果无法解决人机同步问题,可以考虑使用镇静或麻醉类药物。

2. 心血管问题

当平均气道压 > 15 cmH_2O 时,容易增加心血管系统的风险,所以要尽可能避免使用过高的通气参数。如果机械通气影响到循环系统,可按需对低血压或低血容量进行药物治疗纠正。

3. 气道相关并发症

上气道损伤、气管插管错位/脱管和气道堵塞都是相关并发症,因此在护理机械通气患儿时,应妥善固定气管插管和呼吸回路,避免气管插管错位的发生。如果临床评估患儿需要进行肺泡灌洗或吸痰时,推荐双人协同操作,提高安全质量。

4. 氧中毒

使用最佳平均气道压和 PEEP 改善氧合,尽可能降低机械通气氧浓度以减少氧中毒的发生。

5. 呼吸机相关性肺炎

床旁操作时遵循院感防护要求,进行无菌操作。预防性使用抗生素是临床常见的治疗方案,但就目前而言,并没有被证明预防性使用抗生素有效或者存在潜在毒副作用。

(三) 机械通气

主要控制肺泡通气效果的参数是 ΔP($\Delta P = PIP - PEEP$)和通气频率。PIP 的设定目标是给予肺部足够的肺容量,避免肺不张。可以通过听诊两侧肺呼吸音、观察胸廓起伏、呼出潮气量和胸片的情况进行进一步的治疗。一旦肺部充分张开,应对呼吸频率进行调整以维持 PH 和 $PaCO_2$ 在目标范围内。分钟通气量非常有助于评估通气的趋势变化。

（四）氧合

影响氧合的主要参数是吸入氧浓度和平均气道压。吸入氧浓度应尽量控制在 60％ 以下，避免发生氧中毒。应尽量避免设置过高的 PEEP，减少心血管系统的风险。只要患儿通气情况稳定，没有必要去对 PEEP 做任何调节。平均气道压是影响氧合的主要因素之一，在不改变吸入氧浓度和 PEEP 的情况下，增加吸气时间可以改善氧合，但应注意避免吸气时间设置过长造成呼气时间不足。

（五）撤机

（1）随着患儿肺顺应性的好转，吸入潮气量会相应增加。为了避免过度通气，吸气峰压应该以 $1\sim2\ cmH_2O$ 的幅度进行微调，或者以 $3\sim5\ cmH_2O$ 的幅度进行下调，最低设定值为 $10\sim15\ cmH_2O$。

（2）为了避免二氧化碳分压发生大幅变化，通气频率的微调幅度可以为 $3\sim5$ 次/分，或者 $5\sim10$ 次/分的幅度进行下调，最低设定值为 $5\sim10$ 次/分。

（3）PEEP 的下调幅度为 $1\sim2\ cmH_2O$，最低为 $3\sim4\ cmH_2O$。

（4）撤机氧浓度应小于 40％。

（5）一旦呼吸机的参数降低至最低程度，就可以对机械通气的参数、X 线胸片、气道清除率和血流动力学情况进行评估，以判断是否需要进行拔管撤机。

四、临床意义

随着机械通气的不断发展，IMV 通气模式的使用越来越局限，相对而言，其他通气模式（SIMV、A/C 和 PSV）具有更多的优势。就目前临床而言，只有使用肌松剂或者没有任何自主呼吸的患儿，才会应用 IMV 通气模式。

第二节　同步间歇指令通气模式

一、概述

在同步间歇指令通气（synchronized intermittent mandatory ventilation，SIMV）通气模式下，如果患儿的自主呼吸强度达到呼吸机的触发设置值，呼吸机会给予患儿一次同步的机械通气。如果患儿没有自主呼吸或者自主呼吸努力强度没有达到呼吸机的触发设置值，那么呼吸机会按照时间切换给予患儿一次指令通气。在两次指令通气之间，呼吸机允许患儿进行自主呼吸，仅给予一个基础压力支持（PEEP）。这是一种允许患儿触发机械通气的一种模式。

（一）通气切换机制

时间：预设的吸气时间决定了吸气终止的节点。

流速：当吸气流速降低至预设峰流速百分比时，吸气终止。

（二）触发机制

（1）流速触发：热敏式流量传感器、压差式流量传感器。

（2）压力触发。

（3）膈肌电信号。

（三）特性

在 SIMV 通气模式下，呼吸时间根据所选择的呼吸机频率被区分为"呼吸周期"或"辅助窗口"。如果患儿在辅助窗口内尝试自主吸气，并且吸气努力强度达到了呼吸机预设的触发门槛，那么呼吸机会立刻给予患儿一次同步的辅助指令通气。如果患儿在同一个辅助窗口内进行第二次努力吸气，呼吸机仅给予一次基于 PEEP 的自主呼吸支持。

指令通气仅发生在辅助窗口内，可以是患儿自主触发，也可以是呼吸机按照内置通气规则（模式算法）以时间切换直接给予通气。一般在患儿发生呼吸暂停或者自主吸气努力强度未达到触发门槛时，呼吸机会在辅助窗口内给予一次指令通气。

在 SIMV 通气模式下，自主呼吸频率和吸气时间（流速切换时）是由患儿自主控制调节的，吸气峰压（压力控制模式时）、输送潮气量（容量控制模式时）、吸气时间（时间切换时）、流速和 SIMV 频率则是由临床医师控制的。

当 SIMV 模式使用流速切换时，吸气终止是由预设的峰流速百分比决定的,而不是预设的吸气时间决定。患儿的吸气相、呼气相均与呼吸机同步,那就能实现人机辅助通气的整体同步。

（四）自主呼吸

患儿在通气期间的自主呼吸仅仅只有基础压力（PEEP)的支持,自主呼吸的做功要高于辅助/控制通气（A/C)或压力支持通气（PSV)。观察患儿自主呼吸下的潮气量变化大小有助于临床判断患儿是否可以进行撤机。

二、患儿的管理与照护

（一）适应证

SIMV 通气模式是一个非常不错的撤机模式,尽管许多临床医生更喜欢使用辅助/控制通气模式作为临床主要通气模式。对于超低出生体重儿而言,非常推荐使用流速触发功能的呼吸机,机械通气更安全,效果更好。SIMV 模式的同步功能逐步减少镇静类/麻醉类药物的使用,两次指令通气间的自主呼吸有助于患儿恢复自主呼吸。

（二）参数调节

SIMV 模式的参数调节上尽可能使用最小的辅助通气触发灵敏度,应该设置合适的通气频率维持患儿足够的分钟通气量。对于流速切换的 SIMV 模式而言,吸气终止通常设置在峰流速的 5%～10%效果比较好,但需要检查和评估患儿是否获得了足够的潮气量和吸气时间。其他参数调节设置方法同 IMV 模式。

（三）撤机

SIMV 模式撤机前主要评估的参数包括 SIMV 模式的通气频率、吸气峰流速（时间或流速切换）、潮气量（容量控制）。如二氧化碳分压很低，说明很有可能发生过度通气，应根据肺力学机理降低通气频率、压力或者容量。当患儿通气情况好转，自主呼吸潮气量逐渐增加，可以进一步适当降低通气频率。在 SIMV 模式下可以直接撤机，也可以联合应用 PSV 模式或者切换至 PSV 模式单独应用。当然也可以通过增加 SIMV 模式辅助通气的触发灵敏度，以增加患儿的呼吸做功，促进患儿自主呼吸的恢复。

三、相关问题

（一）自动切换呼吸与误触发

任何漏气问题（气管插管漏气、呼吸回路漏气等）都会导致呼吸机误触发，无论是压力触发还是流速触发，都会造成误触发，使呼吸机传递一次不合时宜的指令通气。

（二）无法触发通气

如果发生无法触发机械通气，可能的原因有：① 呼吸机触发灵敏度设置得过高；② 患儿的自主吸气努力强度未达到触发门槛；③ 患儿发生呼吸疲劳，当 PEEP 不足以给予患儿所需的自主呼吸支持时，反而会增加患儿呼吸做功，增加患儿的呼吸疲劳。

（三）吸气时间不足（流速切换）

如果没有给予患儿足够的吸气时间，将会导致呼吸机输送的潮气量不足,患儿可能出现气促表现以代偿通气量不足。

第三节　辅助/控制通气模式

一、概述

辅助/控制通气(assist/control ventilation,A/C)模式是由患儿触发(辅助)或由呼吸机直接(控制)给予指令通气,是属于由患儿触发的通气模式。

(一) 通气切换机制

A/C 模式的通气切换机制有时间切换和流速切换两种方式。

(二) 触发机制

(1) 流速触发:热敏式流量传感器、压差式流量传感器。

(2) 压力触发。

(3) 膈肌电信号。

(4) 胸阻抗。

(三) 辅助呼吸

如果患儿自主吸气努力强度超过了触发门槛,呼吸机会立刻给予一次指令通气。触发延迟(反应时间)指的是从呼吸机监测到患儿触发信号至近端气道压力升高的时间。过长的触发延迟会导致患儿呼吸做功增加,因为患儿可能在接收到呼吸的指令通气之前,已经完成了自主呼吸周期。

在辅助通气时,呼吸频率和吸气时间(流速切换时)是由患儿自主决定的。吸气峰压(压力控制时)、潮气量(容量控制时)、吸气时间(时间切换时)、流速(压力控制流速切换或容量控制时)、控制频率是由临床医师调节控制的。

当使用流速切换时,吸气终止由预设的吸气峰流速百分比决定,而不是吸气时间。使用流速切换时,患儿的吸气相和呼气相和呼吸机是完全同步的。应注意预防反常呼吸的发生,尽可能减少气体陷闭。吸气时间不足可能会导致潮气量不足影响有效通气量。

(四)控制通气

控制通气的本质可以说是一种安全机制,预防患儿发生呼吸暂停或者没有足够有效的自主呼吸时,给予后备式 IMV 模式通气以维持有效的、最小的分钟通气量。但是应注意频率不能设置得过高,患儿可能会过分依赖呼吸机而"放弃"自主呼吸。当患儿的自主呼吸频率高于呼吸机设置的通气频率时,下调通气频率对于机械通气而言是没有效果的。

二、患儿的管理与照护

(一)适应证

几乎适用于所有类型的患儿,非常推荐对超低出生体重儿应用带流速触发功能的呼吸机。A/C 模式能提供患儿非常充分的通气支持,同步功能能有效减少麻醉

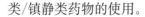

类/镇静类药物的使用。

（二）参数调节

推荐使用最小的触发灵敏度,使用合适的通气频率直至患儿出现比较稳定的呼吸驱动力,通常为 20～40 次/分。

对于流速切换的模式而言,所设定的吸气终止节点为吸气峰流速的 5％～10％,通气效果较好。同时应注意患儿的潮气量是否足够。其他参数设置建议同 IMV 模式。

（三）撤机

当患儿的自主呼吸超过所预设的通气频率时,降低通气频率并不会影响分钟通气量,所以影响撤机的主要参数为吸气峰压(压力控制时)或者潮气量(容量控制时)。

出现二氧化碳分压过低,主要原因可能是由于吸气峰压过高引起的过度通气,新生儿一般不会出现由于自主呼吸过于强烈导致的过度通气,所以这时应该降低吸气峰压或者通气潮气量。

如患儿的临床表现出稳定的呼吸驱动力,可以适当降低通气频率至 20～30 次/分。

A/C 模式可以直接撤机或者更改通气模式为 SIMV 模式或 SIMV+PSV 模式或 PSV 模式。也可以通过上调触发灵敏度,以增加患儿的呼吸做功,促进患儿自主呼吸的恢复。

三、相关问题

（一）自动切换呼吸与误触发

任何漏气问题(气管插管漏气、呼吸回路漏气等)都会导致呼吸机误触发,无论是压力触发还是流速触发,都会造成误触发,使呼吸机传递一次不合时宜的指令通气。上调触发灵敏度高于测量到的漏气水平可以避免误触发问题。呼吸回路中的积水也会导致呼吸机出现误触发,应及时清理呼吸回路中的冷凝水。

（二）无法触发机械通气

可能的原因有：触发灵敏度设置过高、患儿自主吸气努力强度太弱、传感器故障、患儿呼吸疲劳以及应用镇静类药物。

（三）出现吸气时间不足

流速切换时可能导致输送给患儿的潮气量不足,患儿可能会出现呼吸频率加快以代偿通气容量不足的问题。过快的通气频率会进一步减少吸气时间,因此在这种情况下,建议更换通气模式。

（四）代谢性酸中毒

患儿可能会通过快速呼吸以代偿机体碱中毒的情况。

第四节　压力支持通气模式

一、概述

在压力支持通气（preassure support ventilation,PSV）模式中,患儿的自主呼吸部分或全部由呼吸机给予的吸气压力支持,有助于减少由气管插管、呼吸回路和过滤器等增加的呼吸做功。PSV 模式属于患儿触发的机械通气模式,对吸气相的开始和结束均根据患儿自主呼吸努力强度进行同步。PSV 模式可以和 SIMV 模式联合应用,也能对自主呼吸驱动力较好的患儿单独使用。

(一) 通气切换机制

(1) 时间:需要预先设定,主要用于限制患儿的最大吸气时间,不允许患儿的吸气时间超过该设定参数。

(2) 流速:吸气相的终止节点是基于预设的吸气峰流速百分比。这种设置变化是取决于呼吸机的算法以及输送的潮气量。对于大多数新生儿呼吸机而言,一般设置为 5%~10%的吸气峰流速。

无论是时间切换还是流速切换,两种切换机制哪一种先满足切换标准,吸气相立刻终止。

(二) 触发机制

(1) 压力触发:最小值为 $1.0\ cmH_2O$。

(2) 流速触发:最小值为 0.1 LPM。

(三) 压力支持通气

患儿的自主呼吸努力强度超过触发门槛时,呼吸机立刻开始给予患儿一次压力支持通气。流量以非常快的速度将气体输送向患儿,当流速达到峰值时,开始降速。随着流速的变换,患儿气道内压力逐渐升高,达到预设的压力支持水平。当流速降低至预设的终止标准时(流速切换或时间切换标准),通气支持结束,呼吸机停止送气。

传统的新生儿呼吸机均采用固定流速的设计,而在PSV模式下,输送至患儿端的流速是可变的,在一定程度上取决于呼吸系统力学,与患儿的自主呼吸强度成正比。

PSV模式通气时,通气频率、吸气时间、吸气峰流速是由患儿自主决定的,而压力支持水平、最大吸气时间、基础流速、PEEP、SIMV相关参数均由临床医师预先设置的。

二、患儿的管理与照护

(一)适应证

(1)PSV模式主要设计作为一种撤机模式,帮助患儿恢复自主呼吸,锻炼呼吸肌。压力支持通气完全与患儿自主呼吸同步,可以减少镇静类或麻醉类药物的使用量。

(2)支气管肺发育不良(BPD):BPD的患儿表现为气道高反应性和气道阻力增高,在流速容量环中吸气相表现平坦。PSV模式可变的吸气相流速有助于克服逐渐增加的气道阻力,降低患儿的呼吸做功。

(二)参数调节

设置最小的触发灵敏度。压力支持水平可以设置在较高水平给予患儿完全的压力和潮气量支持,也可以设置在较低水平给予患儿部分支持。需要特别注意的是,压力支持水平是基于基础压力(PEEP)进行设置,举例:如果

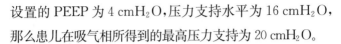

设置的 PEEP 为 $4\,cmH_2O$，压力支持水平为 $16\,cmH_2O$，那么患儿在吸气相所得到的最高压力支持为 $20\,cmH_2O$。

（三）联合 SIMV 模式的应用

当使用 SIMV＋PSV 模式时，通气机制有一点类似于辅助/控制通气，提供一种安全保障机制，当患儿自主呼吸努力强度不足或者呼吸暂停时，给予后备式通气支持。如果 SIMV 设置的通气频率过高，那么患儿的主要通气将由 SIMV 模式完成，患儿也就没有足够的动力、"兴趣"去自主完成呼吸，因此与 PSV 模式适用于撤机的理念相违背。

（四）撤机

PSV 的撤机有许多种方法。尽可能地降低 SIMV 模式的频率至较低水平，以增加患儿的自主呼吸强度。降低压力支持水平，以增加患儿自主的呼吸做功。对于有稳定自主呼吸驱动力、没有任何触发困难的情况下，可以考虑单独使用压力支持模式。当压力支持水平降低至较低水平，依然能输送 $3\sim4\,mL/kg$ 的潮气量，同时患儿呼吸状态很舒适，没有出现频率过快的情况时，可以考虑拔管。

三、相关问题

（1）触发失败：常见于患儿自主呼吸努力强度不足或者患儿气管插管直径过小。

（2）压力过高。

（3）提前终止。

（4）SIMV＋PSV 模式在使用上常见的误区是使用了较高的 SIMV 模式频率。这将破坏 PSV 模式的同步性，强制给予患儿不需要的指令通气。如果患儿需要一个较高的 SIMV 模式频率支持才能维持稳定通气，那么说明该患儿并不适合使用 PSV 模式，更适合使用辅助/控制通气模式。

四、优点

（1）可以提供患儿非常完善的人机同步。

（2）相对于其他通气模式，PSV 模式能有助于降低呼吸做功：① 以较低的呼吸做功提供相同的潮气量；② 做功相同时提供更大的潮气量；③ 稳定的自主呼吸频率。

（3）在成人的应用中显示，相对于其他撤机模式，使用 PSV 模式能提高耐受和舒适度。对新生儿的短期临床研究也证实了 PSV 模式在减少呼吸做功和改善同步性方面的优势，这主要和减少机械通气支持有关。

五、压力支持通气模式其他延伸应用

（一）容量保证压力支持通气

容量保证压力支持通气（volume assured pressure support，VAPS）主要用于成人，但现在也有很多新生儿呼吸机开始支持该模式。容量保证压力支持通气结合了容量控制通气和压力控制通气的特点。临床医师可以预设患儿的最小通气潮气量,一旦患儿出现自主呼吸努力,呼吸机就会立刻输送预设容量的通气,通气机制上与压力支持通气非常相似。如果送气潮气量低于所需的最低容量,那么通气模式将会转变为容量控制通气,以最小流速延长吸气时间,适当提高压力,以确保所需的潮气量。

(二)分钟指令通气

分钟指令通气(mandatory minute ventilation,MMV)通气模式联合了 PSV 模式和 SIMV 模式。通过预设潮气量和频率来控制患儿所需的每分通气量。如果患儿的自主呼吸产生的每分通气量超过预设的每分通气量,那么呼吸机将以 PSV 模式通气机制进行机械通气。如果患儿的每分通气量低于预设的每分通气量,那么呼吸机将给予患儿足够的 SIMV 模式通气支持,让患儿"追赶"上呼吸机预设的分钟通气容量,切换机制基于移动平均数。

第五节 容量控制通气

一、概述

容量控制通气是机械通气的模式之一,是以潮气量为主要目标变量,送气压力做相应变化的通气方式。对于新生儿而言,使用气道近端流量传感器监测流量会更加准确和安全。由于新生儿的气管插管都没有气囊,所以呼吸机的输送气体会从气管插管和气道缝隙处漏出，因此新生儿所使用的容控模式机制更多的是容量控制、容量限制或目标容量，而不是容量切换机制。

（一）模式

IMV：间歇指令通气。

SIMV：同步间歇指令通气，单独使用、联合 PSV 使用。

A/C：辅助/控制通气。

PRVC：压力调节容量控制通气。

VAPS：容量保证压力支持通气。

MMV：分钟指令通气。

VG：容量保证。

（二）特性

在流速时间波形上表现为方波，随着流速稳定持续的输送，气道压力和容量逐渐上升，在吸气末达到峰值。与压力控制通气有所不同，压力控制通气的流速时间波形是加速-减速波形，在吸气相早期压力和容量输送就已经达到峰值，因此压力控制通气和容量控制通气存在本质的区别。

从理论上分析，压力控制通气更适用于均质性肺部病变，可以给予一个较高的打开肺的压力，例如早期的RDS。而容量控制通气更适用于非均质性肺病变，稍慢的肺部充气有助于气体更好的流动和分布。

容量控制通气可以是患儿触发指令通气，也可以是呼吸机直接给予指令通气。患儿触发指令通气的机制有流速触发和压力触发。尽管有一些呼吸机支持主机内置流量传感器,但新生儿机械通气推荐使用近端流量传感器。

流速限制(固定流速):决定吸气时间、流速波形为方波;有一些呼吸机允许使用减速波、一些新款的呼吸机提供的是可变流速,不过新生儿领域相关的研究还不多。

吸气压力将根据设定的目标潮气量进行相应的变化,如果患儿肺顺应性较差,呼吸机就会使用更高的压力进行输送。如患儿的肺顺应性好转,输送压力就会相应降低。压力的变化可能会受到预设吸气流速的影响,流速决定吸气时间,流速越大,吸气时间越短。

容量控制通气下,患儿的通气潮气量始终是稳定不变的。肺泡的最大扩张程度取决于预设的肺泡末端压力。

(三) 优点

容量控制通气的送气潮气量是稳定不变的,当患儿的顺应性发生变化时,送气压力也会相应下降维持稳定的通气潮气量,可以有效避免由于容量过高导致的容量伤。容量控制通气下使用 PSV 模式、VAPS 模式和MMV 模式有助于患儿撤机。容量控制通气下自动变化的压力不仅会由于肺顺应性好转自动降低送气压力,同时也会由于顺应性变差而自动上调压力,以维持患儿的有效通气。

二、注意事项

(1) 必须要知道所使用呼吸机的最小潮气量输送参数是多少。

（2）预设参数时不应该超过患儿的生理潮气量数值：① <1 000 g 的患儿：4～7 mL/kg；② >1 000 g 的患儿：5～8 mL/kg。

（3）容量控制通气时应使用顺应性较差的呼吸回路，以减少容量通气时高顺应性呼吸回路引起的容量丢失，特别是当患儿肺顺应性较差的时候。

（4）体重越小的患儿会使用管径更小的气管插管（2.5～3.0 mm），可能会导致触发困难（特别是使用压力触发的时候）。

（5）较高的预设流速可能会造成体重较小患儿吸气时间不足。

（6）漏气问题可能会导致基线压力的丢失、误触发。需要特别注意的是，气管插管漏气问题在压力控制通气下也会出现，但经常由于缺乏检测而导致漏气问题不被发现和重视。

三、患儿的管理与照护

（一）适应证

（1）呼吸衰竭：目前已被证实几乎所有的类型的新生儿呼吸衰竭都适用容量控制通气。

（2）肺功能正常，但由于心脏疾病需要通气的患儿。

（3）肺功能好转需要过渡撤机的患儿。

（4）支气管肺发育不良的患儿，特别是病变已经累及肺实质。

（二）参数调节

（1）选择需要的通气模式：A/C 模式或 SIMV 模式推荐用于急性肺部疾病，SIMV＋PSV 模式或 PSV 模式推荐用于撤机。

（2）选择并设置合适的送气潮气量：$<1\,000$ g 的患儿为 $4\sim7$ mL/kg；$>1\,000$ g 的患儿为 $5\sim8$ mL/kg。通过潮气量监测和肺部波形曲线图（压力容量环和容量时间波形）确认患儿通气潮气量合适。

（3）预设正确的流速以达到所需的吸气时间。可以通过吸气保持功能来调节，找到最佳流速，以避免流速过高造成吸气时间不足。

（4）设置机械通气频率。

（5）如果使用了患儿触发模式，需要设置触发灵敏度。通常使用最小的触发灵敏度，确保患儿可以足够触发指令通气。

（6）一些临床医生喜欢额外设置压力限制，但需要注意的是压力限制参数不能设置得太接近吸气峰压，否则当患儿肺顺应性降低时，无法达到预期通气量。

（7）有一些呼吸机支持漏气补偿功能，优势是能维持稳定的基线压力，但缺点是可能会增加呼吸做功以及气道阻力。

（8）容量控制通气患儿的评估包括呼吸音是否清晰、胸廓是否抬起、人机同步性、患儿的舒适程度、血气、肺功能。

（三）撤机

（1）当肺顺应性改善时，吸气峰压会自动下降以维持预设的潮气量，避免过大。

（2）预设通气潮气量时，应确认潮气量设置在正常生理范围内。

（3）可能需要适当调节流速以维持相同的吸气时间或吸呼比。

（4）如果使用 A/C 模式，应降低控制频率，让患儿承担更多的呼吸做功。A/C 模式时，可能需要适当增加触发灵敏度。

（5）如果使用 SIMV 模式，下调 SIMV 模式频率，但一定要记住，患儿的自主呼吸除了 PEEP 以外，没有任何辅助支持。因此更多时候临床会联合使用 PSV 模式，但应注意确认患儿是否拥有足够的呼吸驱动力。

（6）目前较新的模式（VAPS，MMV）可能更有利于撤机，不过目前相关的研究还比较少。

四、临床意义

最新的 Meta 分析显示，与压力控制通气相比，容量控制通气的效果更好：气瘘的发生率更低、更少的通气天数、更少的 BPD、更少的神经系统问题。容量控制通气也非常适用于肺顺应快速发生改变的时候，例如使用固尔苏之后。

第六节　容量保证通气

一、概述

容量保证通气(volume guarantee，VG)是基于微处理器的容量控制通气类型之一，它结合了压力控制通气的优点，同时能够输送更稳定、一致的潮气量。VG 模式是一种压力限制、以容量为目标、时间或流速切换的通气模式，它能根据前一次通气潮气量，自动调节吸气相的峰压，以实现预设通气潮气量。相反，容量控制通气是直接控制输送至患儿的容量，同时压力逐渐升高，当输送潮气量达到预设值时，送气压力骤降。由于呼吸回路顺应性和气管插管漏气的原因，到达患儿肺部的潮气量和预设的潮气量只是间接关系。

最原始的 VG 模式只是呼吸机上的一个附加的功能。而现在，越来越多的呼吸机使用了自主研发的专属目标容量模式，功能上类似 VG 模式，所以 VG 模式越来越多地成了通用术语，而不是局限于呼吸机上特定功能或模式的名字。正确使用 VG 模式需要非常熟悉目标容量模式，了解该模式下人机交互的复杂机制，合理应用肺开放通气策略，确保潮气量在肺内均匀分布。

（1）VG 模式可以规避潮气量过大的风险。有充分的证据表明,导致肺损伤的主要因素是容量,而不是压力。较高的吸气峰压并没有产生对应较高的通气潮气量或肺局部过度通气膨胀,不会造成肺损伤。容量控制通气已经被证实可以有效减少潮气量过大、气瘘发生率以及支气管肺发育不良的发生率。

(2)VG模式可以减少低碳酸血症的发生,大量证据表明过度通气导致脑室周围白质软化(PVL)、严重的脑室出血(IVH)的发生率增高。与压力控制通气相比,容量控制通气能降低低碳酸血症、IVH和PVL的发生率。

(3)有助于更早、更快地撤机。当患儿自主呼吸和肺顺应性改善,VG模式能实时降低压力,无需根据血气结果(滞后)降低通气压力。VG模式的撤机可以在一天内完成,不需要在医师查房期间或在获得血气报告后进行,直接缩短了通气时间。

(4)极低出生体重儿的呼吸控制系统发育不成熟,VG模式可以对变化波动较大的呼吸驱动力进行补偿。同步指令通气的潮气量由呼吸机触发的吸气峰压和患儿的自主吸气强度决定。当患儿通气不足或者发生呼吸暂停时,VG模式可以给予患儿更高的吸气峰压支持。当患儿通气潮气量过大时,VG模式则可以下调吸气峰压,维持一个稳定的潮气量。

(5)更少的有创血气监测。由于患儿的分钟通气量相对稳定,在无创二氧化碳监测仪的监测下,只要呼吸机参数设置合适,一般每天只要做1~2次有创动脉血气。

（6）当患儿肺力学发生显著变化时，呼吸机可以进行实时反馈。在通气参数正确设置的情况下，VG 模式可以对肺力学的逐渐恶化或者气管插管的移位情况进行实时反馈，帮助临床及时诊断与纠正。

二、控制、显示和报警

（一）控制

VG 模式作为最基本的通气模式，它可以和任何同步的通气模式进行联合使用。相对而言，VG 模式和那些对于患儿每次自主呼吸都给予支持的通气模式，联合使用效果更好，例如辅助/控制通气、压力支持通气。当 VG 模式和 SIMV＋PSV 模式联合使用时，只有 SIMV 模式部分的指令通气支持 VG 模式。在目标通气容量设置方面应注意根据不同的疾病情况进行设置。压力限制：呼吸机内置的微处理器会自动调节吸气相压力以达到预设潮气量，但该压力不会超过预设的 PIP 上限。在 VG 模式下，通常设定 PIP 上限在当前通气压力的 $3\sim 5\,\mathrm{cmH_2O}$，较为安全。对于极超低出生体重儿使用的呼吸机而言，使用时必须选择是否使用气管插管漏气补偿功能，这是呼吸机的默认设置功能。强烈推荐使用该功能，它能更精准地测量潮气量并进行更准确的潮气量送气，即使漏气量达到 $70\%\sim 75\%$ 的时候。

（二）显示

大部分呼吸机的显示界面均允许临床医护人员根据

需要对监测的参数进行个性化定制,而后在呼吸机屏幕上显示,推荐关注的参数为呼出潮气量、目标潮气量、吸气峰压、PIP 上限、漏气百分比、压力、流速和容量波形。需要注意的是,当使用气管插管漏气补偿功能时,将无法直接看到气管插管漏气百分比,所显示的流速曲线是使用补偿功能之后的。

(三) 报警

呼吸机常见的报警也都会在 VG 模式下出现,例如分钟通气量过高/过低报警,堵塞报警、呼吸回路断开报警等。VG 模式下依然也会出现潮气量不足的报警,即在当前参数设置下无法达到预设的目标潮气量,可能是参数设置问题、流量传感器问题、呼吸回路断开问题、气管插管移位等问题导致。

三、参数调节

推荐在开始使用机械通气之后开启 VG 功能,因为此时的肺顺应性变化最快。选择最基础的同步通气模式进行联合使用,推荐 A/C 或 PSV 模式。根据患儿的体重以及呼吸系统相关疾病选择合适的 PEEP、Ti 和通气频率/后备式频率。根据患儿的日龄、体重、疾病选择合适的目标潮气量。

(1) 典型的 RDS 早产儿:4.5 mL/kg。

(2) RDS/肺炎的大早产儿:4 mL/kg。

(3) 先天性膈疝:4 mL/kg。

（4）<700 g：5～6 mL/kg。

（5）胎粪吸入综合征或者气体陷闭：5～6 mL/kg。

（6）日龄>7～14 天或 BPD，6 mL/kg。

从压力控制模式切换至 VG 且 PCO_2 数值正常，在压力控制模式下观察一分钟的潮气量变化，取潮气量平均值作为 VG 模式的目标潮气量。PIP 的上限一般设置为当前 PIP 以上的 3～5 cmH_2O 水平。如果在 VG 模式下，实际测量的潮气量无法达到预设目标潮气量，检查气管插管的位置、气管插管漏气情况、重新评估目标潮气量。尝试使用肺复张改善患儿肺顺应性和氧合情况，使潮气量在肺内均匀分布，肺部有效张开。

四、重新评估参数设置

建议的潮气量设置基于典型/平均值，基本上适用于大部分患儿。根据患儿通气监测数值的反馈，对初始的参数设置进行再评估是非常重要的。通过观察患儿的胸廓起伏、听诊呼吸音、监测氧饱和度和血气分析来确认 VG 模式通气是否足够。当患儿出现气促、吸凹、呼吸机较低的送气压力和较高的氧浓度都代表呼吸机给予的通气支持不足（潮气量低于患儿需要），这可能由以下原因造成：① 相对于体重非常小的早产儿而言，流量传感器的无效腔相对较大；② 由于气体陷闭或过度膨胀导致的肺泡无效腔增大；③ 当患儿出现代谢性酸中毒时，本能出现代偿反应。

患儿出现自主呼吸停止,提示可能是由于设置的目标容量过高,导致呼吸性碱中毒以至于患儿"关闭"了自己的呼吸驱动。当二氧化碳超出正常值范围,应以 0.5 mL/kg 的幅度调节潮气量以实现大约 5 mmHg 的压力改变。因为 pH 值的变化会影响患儿的呼吸驱动力,当二氧化碳分压低,患儿由于碱缺失 pH 值也低时,降低潮气量会导致通气不足。需要定期重新评估潮气量是否合适(至少每天一次)。随着患儿体重的增长,需要适当提升潮气量的设定值。这是因为随着年龄的增长,上呼吸道会逐渐延长,肺泡无效腔量也会随之增加。随着体重和年龄的增长,患儿咽喉的生长,气管插管处的漏气量也会逐渐增加。当漏气量大于 40% 时,会影响潮气量的准确度,当潮气量测量值严重低于实际通气潮气量时,呼吸机逐渐增加 PIP 数值,可能会导致过度通气。

五、撤机

VG 模式是一种自主撤机模式。当 pH 足够低 (<7.35)时,就会刺激患儿驱动呼吸,患儿进行主动呼吸机时,呼吸机的微处理器就会随着患儿肺顺应性和自主呼吸的逐渐改善而自动降低压力,不需要临床医师采取额外的人为操作。一般而言,在 VG 模式的撤机期间,没有必要去持续降低目标潮气量设置,满足患儿正常生理潮气量并不会减少。相反,产生相应潮气量的压力则会自动降低。在正常情况下,设置的目标潮气量不应降低

至<3.5~4 mL/kg,对于需要更大潮气量支持的患儿来说,即使是 4 mL/kg 的潮气量也可能是偏低的。当通气压力足够低时(<12~16 cmH$_2$O),且患儿呼吸表现非常舒服,没有气促,吸入氧浓度也小于 30%~35% 时,可以尝试直接拔管。

六、相关问题

(一) 低潮气量报警

VG 模式会产生许多在压力控制通气下不常见的报警,这些报警有时会出现会比较频繁,增加临床医护人员的处理时间。然而,这些报警是通气效果是否足够的实时反馈,不应该被临床忽视。如果在通气压力已经达到 PIP 上限的情况下,监测到的潮气量依然没有实现预设目标通气容量,就会触发低潮气量报警,可能由以下原因造成。

(1) PIP 上限设置略低,接近所需要通气潮气量的 PIP。

(2) 肺顺应性降低,例如肺不张、气胸和腹胀。

(3) 患儿自主呼吸强度降低,例如败血症、麻醉药物抑制呼吸等。

(4) 气管插管进入右支气管或者气管插管末端贴近气管壁/隆突。

(5) 气管插管漏气过多或发生意外脱管。

(6) 患儿出现短暂的憋气或者短暂的、临时出现人机对抗。

持续的低潮气量报警提示患儿可能发生了重要变

化,例如肺生理或者气管插管位置等。必须要找到引起报警的原因并及时进行纠正。无论是手动调节 PIP 还是呼吸机自动调节 PIP(例如压力控制通气与 VG),对于肺顺应性、PIP 数值和潮气量的关系,其重要性都是一样的。如果所应用的 PIP 高于临床预期,说明可能潮气量过高或者患儿肺顺应性非常差,需要使用肺表面活性物质和(或)进行肺复张操作。临时、短暂地将通气模式切换回压力控制模式,并不会影响肺生理或通气效果。

(二)二氧化碳分压过高

这意味着肺泡分钟通气量太低,没有满足患儿需求。重新评估后,可以通过增加潮气量或者增加通气频率解决。引起二氧化碳分压过高的原因可能有以下几种。

(1)没有根据患儿的情况正确设置潮气量(Vt 设置过低)。

(2)肺泡无效腔量增加(气体陷闭、BPD)。

(3)患儿体重非常轻,相对增加的(呼吸回路、流量传感器等)无效腔量。

(4)通气频率不足(败血症或使用麻醉/镇静类药物)。

(5)机体生成二氧化碳增加(发热、败血症和冷应激)。

(三)二氧化碳分压过低

(1)目标潮气量设置过高。

(2)患儿为了代偿代谢性酸中毒,二氧化碳分压可能是正常的。

(3)患儿比较烦躁。

（4）PEEP 设置比较低，导致气促。

（5）由于呼吸回路有积水导致呼吸机进行误触发通气。

（四）通气已达到目标潮气量，但患儿仍出现气促/吸凹

目标潮气量设置过低，迫使患儿在没有额外 PIP 支持的情况下，增加呼吸做功。患儿烦躁，PEEP 设置较低。

七、潜在风险和并发症

和所有的呼吸机、通气模式一样，要正确应用一个模式/呼吸机，必须要对其有充分的了解和使用经验。如果在不了解、不熟悉 VG 模式的情况下进行通气操作，将会是临床使用中最大的风险。

（1）VG 模式最大的通气风险就是气管插管略深，导致输送潮气量仅进入一侧肺内。这个风险可以通过设置 PIP 上限来相对降低。

（2）如果气管插管处有非常大的漏气，同时呼吸机也没有进行漏气补偿时，就有可能发生过度通气。由于漏气，所监测的呼出潮气量大大低于预设目标值，呼吸机会不断增加 PIP 以达到目标潮气量。使用漏气补偿功能的呼吸机可以有效规避漏气问题。

（3）如果在使用固尔苏的过程中使用 VG 模式，当呼吸机监测到气管插管完全堵塞时，呼吸机会自动下调 PIP 数值至之前 PIP 的一半。这是一种安全机制，避免当堵管发生时参数出现过度调节，但是这种安全机制可能会导致患儿临时通气量不足。

（4）在一些呼吸机的 VG 模式中，如果流量传感器故障或被取下，或者使用呼吸机进行手动通气时，呼吸机会以默认最高的 PIP 上限进行通气，从而造成潮气量过大。这个风险可以通过设置合适的 PIP 上限解决。对于某些呼吸机而言，当发生上述情况时，它会自动应用最后一次正常通气的 PIP 参数，以规避压力过高的风险。

（5）当目标潮气量设置过低时，患儿需要通过自己的努力获得足够的潮气量以维持有效的气体交换。这样会导致患儿氧气消耗的增加、呼吸肌的疲乏、肺不张，最终导致上机时间的延长和呼吸机依赖。解决该问题最简单的方法就是预设一个合适的通气潮气量。

（6）应用 VG 模式的过程中，如果没有根据患儿体重和日龄的增长，适当上调通气参数，那么有可能会是患儿的呼吸情况恶化。

第七节　压力控制通气

一、概述

（一）定义

压力控制通气在 1980 年发明，当时主要是为了治疗ARDS。现在已经集成在大部分的新生儿呼吸机内了。机械通气时呼吸机输送一个预设的、固定的吸气压力，固定的或是可变的吸气时间以及可变的吸气流速。压力控制通气和传统的时间切换压力限制通气（time-cycled，pressure-limited，TCPL.）最主要的区别是吸气流速是固定的。压力控制通气可以应用为 IMV、SIMV（单独使用或联合 PSV 使用）或 A/C 模式。

（二）特点

（1）恒定的吸气峰压。

（2）由于患儿的肺力学的变化，潮气量相应发生变化。

（3）方形或平台形的压力波形。

（4）减速流速波形。

（5）可变的压力上升时间。压力上升时间直接决定了吸气压力波形的斜率，这是一个"个性化"的参数。不同呼吸机的压力上升时间有所不同，如果吸气压力斜率过大，那么就会出现压力超射的现象，具体表现为在压力容量环或者压力时间波形上出现"凹陷"的小缺口；如果斜率过小或不足，在压力容量环上会出现"滞后"的表现，即由于严重的流速不足导致容量环呈现"数字 8"的形状。

（6）高速气流快速增压呼吸回路导致气体快速进入肺部使肺泡充盈。

（三）临床应用

存在气压伤风险仍需要较高吸气峰压的患儿，例如：RDS、BPD、MAS（注意可能会出现气体陷闭）；气道阻塞或高气道阻力的患儿；最适用于肺部均质化病变的患儿。

（四）临床参数设置

通常临床需要调节的参数为：PIP、PEEP、吸气时间

（流速切换时为吸气终止节点）、模式、频率、氧浓度、触发灵敏度、吸气上升时间和报警范围。

（五）优势

可以根据患儿需求，自动调节呼吸机流速、减少呼吸肌做功、吸气峰压略低于 TCPL 模式。对于某些呼吸机而言，可以实现调节吸气时间或流速切换节点，能快速地使肺泡充盈张开，并改善气体分布、V/Q 和氧合。

（六）缺点

输送给患儿的潮气量是不稳定的，取决于患儿的肺部生理包括气道阻力和肺顺应性的变化。不稳定的潮气量输送容易对患儿造成不利影响。压力超射的风险。对于肺部非均质性病变的患儿而言，可能会加重 V/Q 比值。

二、不同压力模式比较

不同压力模式比较见表 6 - 1。

表 6 - 1　不同压力模式比较

参　数	压力限制	压力控制	压力支持
限制	压力	压力	压力
流速	持续、固定	可变	可变
切换	时间或流速	时间或流速	流速（时间限制）
呼吸形式	指令通气	指令通气	自主呼吸

（郑如意　于　玲）

参考文献

［1］ALOAN CA，HILL TV. Respiratory care of the newborn. 2nd ed. Philadelphia：Lippincott，1997.

［2］CHATBURN RL. Fundamentals of mechanical ventilation. A short course in the theory and application of mechanical ventilators. Cleveland Heights，OH：Mandu Press Ltd.，2003.

［3］DONN SM. Neonatal and pediatric pulmonary graphics：principles and clinical applications. Armonk，NY：Futura Publishing Co，Inc.，1998.

［4］DONN SM，SINHA SK. Assisted ventilation and its complications. In：Martin RJ，Fanaroff AA，Walsh MC，editors. Neonatal-perinatal medicine：diseases of the fetus and infant. 9th ed. St. Louis：Elsevier/Mosby，2015：1116－1140.

［5］GOLDSMITH JP，KARATOKIN EH，editors. Assisted ventilation of the neonate. 5th ed. Philadelphia：W. B. Saunders Co.，2009.

［6］KOFF PB，EITZMAN D，NEU J. Neonatal and pediatric respiratory care. St. Louis：Mosby，1993.

［7］WHITAKER KB. Comprehensive perinatal and pediatric respiratory care. 3rd ed. Albany，NY：Delmar Publishers，Inc，2001.

［8］DONN SM，SINHA SK. Controversies in patient-triggered ventilation. Clin Perinatol，1998，25：49－62.

［9］DONN SM，NICKS JJ，BECKER MA. Flow-synchronized ventilation of preterm infants with respiratory distress syndrome. J Perinatol，1994，14：90－94.

［10］DONN SM，BECKER MA，NICKS JJ. Special ventilatory techniques I：patient-triggered ventilation. In：Goldsmith JP，Karotkin EH，editors. Assisted ventilation of the neonate. 5th ed. St. Louis：Elsevier Saunders，2011：220－234.

［11］SINHA SK，DONN SM. Advances in neonatal conventional ventilation. Arch Dis Child，1996，75：F135 - F140.

［12］DONN SM，SINHA SK. Controversies in patient-triggered ventilation. Clin Perinatol，1998，25：49 - 62.

［13］DONN SM，NICKS JJ，BECKER MA. Flow-synchronized ventilation of preterm infants with respiratory distress syndrome. J Perinatol，1994，14：90 - 94.

［14］DONN SM，BECKER M，NICKS JJ. Special ventilator techniques and modalities I：patient-triggered ventilation. In：GOLDSMITH JP. KAROTKIN EH，editors. Assisted Ventilation of the neonate 5th ed. St. Louis：Elsevier Saunders：2011.

［15］GREENOUGH A，DIMITRIOU G，PRENDERGAST M，et al. Synchronized mechanical ventilation for respiratory support in newborn infants. Cochrane Database of Systematic Reviews 2008，Issue 1. Art. No.：CD000456. doi：10.1002/14651858.CD000456.pub3.

［16］SINHA SK，DONN SM. Advances in neonatal conventional ventilation. Arch Dis Child，1996，75：F135 - F140.

［17］SINHA SK，DONN SM. Newer forms of conventional ventilation for preterm newborns. Acta Paediatr，2008，97：1338 - 1343.

［18］DONN SM，BECKER MA. Baby in control：neonatal pressure support ventilation. Neonatal Intensive Care，1998a，11：16 - 20.

［19］DONN SM，BECKER MA. Mandatory minute ventilation：a neonatal mode of the future. Neonatal Intensive Care，1998b，11：20 - 22.

［20］DONN SM，SINHA SK. Pressure support ventilation of the newborn. Acta Neonatologica Japonica，1997，33：472 - 478.

［21］DONN SM，SINHA SK. Controversies in patient-triggered ventilation. Clin Perinatol，1998，25：49 - 62.

［22］GOLDSMITH JP，KAROTKIN EH，editors. Assisted

ventilation of the neonate. 5th ed. St Louis: Saunders Elsevier, 2011: 220 - 234.

[23] GUPTA S, SINHA SK, DONN SM. The effect of two levels of pressure support ventilation on tidal volume delivery and minute ventilation in preterm infants. Arch Dis Child Fetal Neonatal Ed, 2009, 94: F80 - F83.

[24] A crossover analysis of mandatory minute ventilation compared to synchronized intermittent mandatory ventilation in neonates. J Perinatol, 2005, 25: 643 - 646.

[25] NICKS JJ, BECKER MA, DONN SM. Bronchopulmonary dysplasia: response to pressure support ventilation. J Perinatol, 1994, 11: 374 - 376.

[26] PATEL D-S, RAFFERTY GF, LEE S, et al. Work of breathing during SIMV with or without pressure support. Arch Dis Child, 2009, 94: 434 - 436.

[27] SARKAR S, DONN SM. In support of pressure support. Clin perinatol, 2007, 34: 117 - 128.

[28] SINHA SK, DONN SM. Advances in neonatal conventional ventilation. Arch Dis Child, 1996, 75: F135 - F140.

[29] SINHA SK, DONN SM. Pressure support ventilation. In: Donn SM, editor. Neonatal and pediatric pulmonary graphics: principles and clinical applications. Armonk: Futura Publishing Co., 1998: 301 - 312.

[30] BANDY KP, NICKS JJ, DONN SM. Volume-controlled ventilation for severe neonatal respiratory failure. Neonatal Intensive Care, 1992, 5: 70 - 73.

[31] DONN SM. Alternatives to ECMO. Arch Dis Child, 1994, 70: F81 - F84.

[32] DONN SM, BECKER MA. Baby in control: neonatal pressure support ventilation. Neonatal Intensive Care, 1998a, 11: 16 - 20.

[33] DONN SM, BECKER MA. Mandatory minute ventilation: a neonatal mode of the future. Neonatal Intensive Care, 1998b,

11：22 – 24.

[34] DONN SM, SINHA SK. Assisted ventilation and its complications. In：MARTIN RJ, FANAROFF AA, WALSH MC, editors. Neonatal-perinatal medicine：diseases of the fetus and infant. 9th ed. St. Louis：Elsevier/Mosby, 2015：1116 – 1140.

[35] NICKS JJ, BECKER MA, DONN SM. Neonatal respiratory failure：response to volume ventilation. J Perinatol, 1993, 13：72 –75.

[36] PENG W, ZHU H, SHI H, et al. Volume-targeted ventilation is more suitable than pressure-limited ventilation for preterm infants：a systematic review and meta-analysis. Arch Dis Child Fetal Neonatal Ed, 2014, 99：F158 – F165.

[37] SINGH J, SINHA SK, CLARK P, et al. Mechanical ventilation of very low birthweight infant：is volume or pressure a better target variable? J Pediatr, 2006, 149：308.

[38] SINGH J, SINHA SK, DONN SM. Volume-targeted ventilation of newborn. Clin Perinatol, 2007, 34：93 – 105.

[39] SINHA SK, DONN SM. Volume controlled ventilatory modes for the newborn：variations on a theme. Clin Perinatol, 2001, 8：547 – 560.

[40] SINHA SK, DONN SM. Volume-targeted ventilation. In：Goldsmith JP, Karotkin EH, editors. Assisted ventilation of the neonate. 5th ed. St Louis：Saunders Elsevier, 2011：186 – 199.

[41] SINHA SK, DONN SM, GAVEY J, et al. Randomized trial of volume controlled versus time cycled, pressure limited ventilation in preterm infants with respiratory distress syndrome. Arch Dis Child, 1997, 77：F202 – F205.

[42] TSAI WC, BANDY KP, DONN SM. Volume controlled ventilation of the newborn. In：Donn SM, editor. Neonatal and pediatric pulmonary graphic analysis：principles and clinical applications. Armonk：Futura Publishing Co., 1998：279 – 300.

［43］WHEELER K, KLINGENBERG C, MCCALLION N, et al. Volume-targeted versus pressure-limited ventilation in the neonate. Cochrane Database Syst Rev, 2010(11): CD003666.

［44］ABUBAKAR K, KESZLER M. Effect of volume guarantee combined with assist/control vs synchronized intermittent mandatory ventilation. J Perinatol, 2005, 25: 638 – 642.

［45］DREYFUSS D, SAUMON G. Role of tidal volume, FRC, and end-inspiratory volume in the development of pulmonary edema following mechanical ventilation. Am Rev Respir Dis, 1993, 148: 1194 – 1203.

［46］KESZLER M. State of the art in conventional mechanical ventilation. J Perinatol, 2009, 29: 262 – 275.

［47］KESZLER M. Update on mechanical ventilatory strategies. NeoReviews, 2013, 14: e237 – e251. http://neoreviews. aappublications.org/content/14/5/e237.

［48］KESZLER M. The long road to acceptance. Commentary on O. Chowdhury et al. Randomised trial of volume-targeted ventilation versus pressure-limited ventilation in acute respiratory failure in prematurely born infants. Neonatology, 2013, 104: 290 – 294, 295 – 297.

［49］KESZLER M, NASSABEH-MONTAZAMI S, ABUBAKAR K. Evolution of tidal volume requirement during the first 3 weeks of life in infants $<$ 800 g ventilated with volume guarantee. Arch Dis Child Fetal Neonatal Ed, 2009, 94: F279 – F282.

［50］KLINGENBERG C, WHEELER KI, DAVIS PG, et al. A practical guide to neonatal volume guarantee ventilation. J Perinatol, 2011, 31: 575 – 585.

［51］NASSABEH-MONTAZAMI S, ABUBAKAR K, KESZLER M. The impact of instrumental dead-space in volume targeted ventilation of the extremely low birth weight infant. Pediatr Pulmonol, 2009, 44: 128 – 133.

［52］PENG W, ZHU H, SHI H, et al. Volume-targeted

ventilation is more suitable than pressure-limited ventilation for preterm infants: a systematic review and meta-analysis. Arch Dis Child Fetal Neonatal Ed, 2014, 99: F158 - F165.

[53] SHARMA S, ABUBAKAR KM, KESZLER M. Tidal volume in infants with congenital diaphragmatic hernia supported with conventional mechanical ventilation. Am J Perinatol, 2015a, 32: 577 - 582.

[54] SHARMA S, CLARK S, ABUBAKAR K, et al. Tidal volume requirement in mechanically ventilated infants with meconium aspiration syndrome. Am J Perinatol, 2015b, 32: 916 - 919.

[55] WHEELER K, KLINGENBERG C, MCCALLION N, et al. Volume-targeted versus pressure-limited ventilation in the neonate. Cochrane Database Syst Rev, 2010: CD003666.

[56] DONN SM, SINHA SK. Newer techniques of mechanical ventilation: an overview. Semin Neonatol, 2002, 7: 401 - 408.

[57] DONN SM, SINHA SK. Invasive and noninvasive neonatal mechanical ventilation. Respir Care, 2003, 48: 426 - 441.

第七章

高频机械通气模式和一氧化氮治疗

第一节　高频机械通气概述

一、高频机械通气的优点

高频机械通气（high frequency ventilation，HFV）相对于常频机械通气能较好地预防和减少肺损伤。

（一）气压伤和容量伤

高频机械通气下的跨肺压比任何模式的辅助通气（包括铁肺）都要小，高频通气下的压力波在传递至肺泡时，会大幅度减弱，不仅如此，传递至终末气道和肺泡的振幅也非常小。高频通气下的潮气量是常频通气下的$1/2\sim1/10$，要远远小于任何常频机械通气模式。

（二）肺不张

相对于常频机械通气，高频并不能减少由于肺不张导致的肺损伤。究其原因，主要还是高频通气下的呼气末正压或平均气道压压力比较小，接近生理效应（允许肺泡塌陷,维持塌陷状态,或者每次呼吸时允许肺泡张开和塌陷),所以在高频通气下需要有效管理、维持合适的PPEP/平均气道压,实现最佳通气容量。相对于常频通气,在高频通气时应用更高的平均气道压是更加安全的,因为在常频通气下,高 PEEP 会增大肺内容量,提高肺内峰压,引起肺损伤。但应注意的是,如果过高地提高平均气道压,会影响到肺血流以及心输出量,设置合适的平均压能有效改善肺血流并且最大程度提升气体交换。

(三)流速伤

流速伤指的是高流速气流在气道内形成的剪切力所造成的气道损伤。HFJV 的高速吸气气流曾被怀疑会造成气道损伤,但是在许多 RCT 研究中,没有任何证据表明在 HFJV 或 HFOV 下会发生气道损伤。早产儿应用HFJV 时,总流速非常低,小于 1 LPM。而 HFOV 的总流速虽然非常高,但是大部分流速都绕过了患儿,没有进入气道。

(四)生物伤

所有模式的机械通气都有可能导致肺泡的萎陷或者过度膨胀,引起炎症和细胞因子的释放,造成肺泡的生物伤害。动物实验已经表明越温和的通气模式越容易降低肺泡的生物伤,例如持续气道正压通气(CPAP),而高频通气的温和程度近似于 CPAP 通气,但就目前而言,生物伤的机理和研究参考还不多。

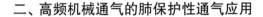

二、高频机械通气的肺保护性通气应用

相对于其他通气模式,高频通气能更好地预防和减少肺损伤,但这并不意味着建议所有的患儿都统一使用高频机械通气作为肺保护性通气策略。这是因为没有任何一台呼吸机、通气模式是绝对安全的。高频通气的主要风险是过度通气和潜在脑损伤,次要风险是由于参数设置不当引起不合适的容量管理,造成肺不张损伤。另外,高频通气也有可能引发气体陷闭,导致肺泡过度膨胀的风险。HFV 也是一种"反常"的通气方式,所以并不建议将 HFV 作为一种肺通气保护策略常规应用于需要机械通气的患儿。

三、高频是一种"反常"的通气模式

高频是一种颠覆性的技术,颠覆性的技术指的是不"正常"的,改变了人们常规操作习惯的技术,而一般情况下,人们对于这种颠覆性的、反常的技术是默认抵触的。高频通气不像常频通气模拟人正常气体交换的方式,虽然在正常生理状态下,由于剧烈运动的原因,人体也会通过高频率(大于正常生理呼吸频率)呼吸加强气体交换量,但是高频的通气频率还是要远远大于正常生理的呼吸频率。另外,高频通气下的潮气量不仅小于患儿正常呼吸潮气量,甚至还低于生理解剖无效腔通气量。对于HFV 这种"反常"的通气模式,相关的操作和护理一定要经过专业培训,否则容易出现临床差错。

四、高频喷射通气(HFJV)的工作原理

气体交换机制:在高频喷射通气下,高流速的吸入气体沿气道中心螺旋式进入,通过解剖无效腔进行传输,不会将呼气气体重新推入肺泡内。虽然 HFJV 的脉冲气流有足够的能量产生湍流,但是却没有足够的时间产生湍流,这是因为吸气相非常短暂所致。因此,高速气流就会在气道内形成一种新的气体流动状态——过渡流,过渡流介于层流和湍流之间。过渡流的特性是一种加强的层流,从气道中心螺旋式进入肺部,速度要快于气道壁侧的气流,能有效减少生理解剖无效腔量。进入气道的气体速度越快,气流头端剖面就会越尖锐。由于利用了一部分的解剖无效腔,在 HFJV 下能有效减少无效腔容量。

五、高频震荡通气(HFOV)的工作原理

(一) 气体交换机制

高频机械通气下,高速气流迅速冲入呼吸道,在中心前端形成尖峰气流且集中了混合气流中的大部分氧。尖峰气流能迅速穿破呼出气流,向远端终末呼吸道运动。而呼出气体(二氧化碳)则通过不对称的流速剖面从吸气相气流的侧边向外排出。迅速进入气道的气流在气道分叉处发生二次气体运动,形成湍流,湍流会降低纵向气流的运动,增加径向气流的运动,加强气体混合。湍流在气

道分叉处、肺泡之间形成 Pendelluft 摆动式反复充气,使得不同时间常数的肺单位通过不同步的充气与排空,加强气体混合。在高频机械通气下,快速进入气道的气流(送气相)被迅速终止(呼气相),形成尖峰的送气流速会通过分子弥散和 Tayler 扩散机制使气体分布更为均匀,送气更远。在高频机械通气不同气体运动的机制下,加强了气体混合,增加了气体交换,有效增加氧分压降低二氧化碳分压。

(二) 使用最小气道压力形成共振现象

振荡试验显示成年人的肺存在生理性的共振,频率为 $4 \sim 8 \, Hz$($1 \, Hz = 60$ 次/分)。气体进入或排出人体的阻力包括肺的顺应性、气道阻力和气道的惯性阻力,这些都和动量有关。在共振情况下存在 3 种机制:① 由于时间和能量是成正比的,所以共振情况下能以最小的能量使气体进入或排出肺部;② 气体动量能提供足够的能量克服肺顺应性,肺弹性回缩力能提供足够动量抵消气体动量并且使气体排出肺部;③ 因为只剩下气道阻力阻止气体进入,所以只需要提供足够的压力克服气道阻力,就能实现有效的气体交换。

六、高频机械通气的压力波形和肺内气体分布

(一) 高频喷射通气(HFJV)压力波形

HFJV 在吸气相时压力上升很快,当吸气终止时(Ti通常为 0.020 秒),压力骤然下降。HFJV 的呼气相是被动的,所以 HFJV 呼气相的压力波形是非常典型的自然

呼吸的减速波。

（二）高频振荡通气(HFOV)压力波形

HFOV 的压力波形是正弦波,吸气相压力上升,当吸气时间结束时压力回归平均压,因此压力波峰是圆形的。HFOV 呼气相气道压力迅速降低,压力水平在呼气结束时返回平均压水平。当吸气时间百分比设置为33％或者吸呼比设置为 1：2 时,呼气相压力持续时间通常是吸气相的 2 倍。HFOV 的振幅越大,压力变化的速度就越快,可能引起气道萎陷和气体陷闭,此时提高平均压,增加气道内压,改善 HFOV 下气体陷闭。在 HFOV 下的吸气时间和 HFJV 一样短,当频率设置为 15 Hz 时,吸气时间大约为 0.022 秒。

七、高频机械通气对肺内气体分布的影响

吸气时间越快,穿过有炎症、受限的外周气道的气体越少,例如在肺间质气肿的时候(PIE)。因此,当发生PIE 的时候,HFJV 的通气效果要比 HFOV 更好些,它能减少肺部受损部位的通气,增加相对较好肺部区域的通气量。对肺部受损区域通气往往会适得其反,不但不能增加气体交换,反而会加重肺部损伤。

八、高频呼吸机的区别

（一）高频喷射通气(HFJV)

HFJV 的频率设置要低于 HFOV,主要原因是在

HFJV下,患儿需要时间完成被动呼气。当 Ti 恒定且有足够的呼气时间时,HFJV 的潮气量和通气频率没有直接关系。当设定好 Ti 时,通气频率将直接决定吸呼比和呼气时间。举个例子,如果将 Ti 设置为最小值 0.020 秒时,吸呼比将在 1∶4(频率 600 次)和 1∶9(频率 300 次)之间变化。HFJV 和传统常频通气比较相似,频率越高,二氧化碳的排出率越高,但应注意极高的频率设置依然会导致气体陷闭的发生。降低 HFJV 的通气频率会减少分钟通气量,但如果频率的降低能缓解气体陷闭,那么就能起到改善气体交换的作用,另外还需要适当提高振幅维持有效的通气量。

HFJV 的吸气相时间非常短,比 HFOV 要快些。HFJV 的驱动力装置是连接在靠近患儿端的位置,能最大程度压缩并减少无效腔容量,加强吸气相气流的穿透力。在 HFJV 模式下的总流速相对比较低,对于婴儿和小儿童而言,只需要 1~8 LPM,而 HFOV 在相同情况下一般要达到 20 LPM。

(二)高频振荡通气(HFOV)

相对于 HFJV 呼吸机,HFOV 呼吸机可以使用更高的通气频率(例如 15 Hz),不过高频率通气未必是最佳通气设置(详见后文的拐角频率)。当不改变吸呼比设置时,增加 HFOV 的通气频率会降低高频通气量,这是因为单位吸气时间内的潮气量被降低了。高频通气量(即二氧化碳排出量)和 HFV 潮气量的平方成正比关系,所以随着 HFOV 频率的增加,通气量就会随之减少。当提高 HFOV 频率的时候还需要适当增加振幅以维持合适有效的高频通气量。降低高频通气频率能有效增加高频通气量,改善气体交换,使振幅降低,缓解气体陷闭问题,但前提条件是 HFOV 频率不能明显低于拐角频率。

（三）CMV＋HFOV 的注意事项

联合应用 CMV＋HFOV 需要呼吸机支持 CMV 模式功能,CMV＋HFO 能通过 CMV 模式实现肺泡复张技术,整体上要优越于单独使用 HFOV 或 HFJV(HFJV 模式必须和 CMV 模式联合使用)。

（四）被动呼气 vs. 主动呼气

在 HFJV 模式下,患儿呼出的气体随着肺部的弹性回缩力以螺旋方式环绕进入气道,从气道中一些超低阻力或未被高速吸入气"使用"的空间,被动排出。而在 HFOV 模式的呼气相,患儿呼出气被呼吸机主动"拉出",一般呼气时间大约是吸气时间的 2 倍(当吸气百分比设置为 33％或吸呼比设置为 1：2 的时候),有助于减少气体陷闭的发生。HFJV 模式的频率设置需要比 HFOV 模式更低,以给予患儿足够的呼气时间完成呼气。HFOV 模式的平均气道压设置要比 HFJV 模式更高的平均气道压,以预防气体陷闭的发生。

（五）气体陷闭

气体陷闭是应用 HFV 模式通气的主要问题之一,最常见的临床表现是当患儿二氧化碳分压增高时,上调振幅无法缓解。所有的机械通气模式都有可能发生气体陷闭，包括 HFV，不过不同模式引起气体陷闭的机制大相径庭。引起气体陷闭的主要机制是当后续吸入气体进入肺部时，前一次的呼出气没有完全排出。对于 CMV 模式和 HFJV 模式而言，呼气相是被动的，所以气体陷闭机制取决于肺部的弹性回缩力。这种气体陷闭机制也同样适用于 HFOV 通气，但并不是 HFOV 模式下发生气体陷闭的主要机制，HFOV 模式下发生气体陷闭的主要机制为"窒息"机制。"窒息"机制指的是当气道外压力大于气道内压力时，压力能克服气道结构强度，造成气道塌陷。在 HFOV 呼气阶段，如果压力下降足够低，那么就会造成气道塌陷和气体陷闭。

（六）自主呼吸

HFJV 模式下的气流速度非常低（婴儿为 1～8 LPM），因此患儿自主呼吸的气流主要来源于联合应用的 CMV 模式。对于 HFOV 而言，与自主呼吸相关的研究文献相对减少。

九、高频机械通气的适应证

（1）基于频率共振理论，HFV 主要适用于治疗肺部通气受限相关疾病的患儿，非常差的肺顺应性是其特点之一，因为在 HFV 模式通气下，气流可以从各个方向迅速进出肺部。另外，HFOV 的压力正弦波也非常适用于 RDS 这种弥漫的、均匀性的病变。如果 HFV 被正确应用,它的确是一种肺保护性通气策略的象征——使肺部张开,维持肺部的有效张开,并且通气方式非常柔和。虽然预防肺损伤是 HFV 模式通气的主要目标,但在临床治疗中,HFV 通常是在肺部损伤发生后开始使用的。

(2)HFJV 已经被证明在治疗非均质病变的肺损伤以及气漏(例如肺间质气肿)中,有非常好的疗效。HFJV 的高速吸入气能有效避开由于炎症继发的或高阻力肺损伤区域,改善肺通气血流灌注比。在 HFJV 下可以使用较低的平均压,但是如果在没有任何 CMV 模式呼吸的时候,需要设置较高的平均压来维持有效的肺部容量,心脏疾病患儿例外,因为过高的平均压会影响右心房的后负荷。HFOV 的研究重点是如何预防肺损伤,而不是治疗肺损伤,因此,在 HFOV 的肺通气保护策略中建议优先于 CMV 模式使用。

(3)对于一些特殊情况其他通气方式明显效果不佳的情况下,可以直接使用 HFV 模式通气。例如:

1)极重度先天性膈疝

小潮气量和高平均压能有效维持被压缩的肺进行有效通气。

2)上气道瘘

HFJV 的脉冲式气流可以迅速通过瘘管,使下气道进行充分通气,有助于气道损伤恢复。

3)心脏手术的患儿

HFJV 以较低的平均压加强气体交换,促进肺部灌注和心脏输出。心脏手术也可以在 HFJV 模式通气下进行,为心脏和主要血管进行更好的支持。术后关闭胸腔,不会影响心输出量。

4)阻塞性肺疾病

例如胎粪吸入综合征,HFV 能有效促进肺部分泌物的排出,改善通气血流比。

5)新生儿持续肺动脉高压或持续性哮喘

HFV 有助于一些混合治疗性气体的传输,提升治疗效果。

6)慢性肺病

小潮气量、较低的频率搭配较长的呼气时间,能帮助促进肺部组织愈合,避免肺部过度膨胀。

十、HFV 的正确使用与并发症的预防

在理论上,HFV 应该尽早使用,例如使用肺表面活性物质后或者临床怀疑 CPAP/CMV 模式支持可能不足时。但是早期应用 HFV 治疗还是非常受争议的,因为早期研究表明早期应用 HFV 容易增加脑损伤(早产儿颅内出血、脑室周围白质软化症)的发生率,所以在通气策略上要非常注意避免脑损伤的发生,最重要的是避免过度通气。一定要及时关注患儿二氧化碳分压的情况,推荐使用经皮二氧化碳测量仪,实时监测二氧化碳数值,避免过度通气的发生,同时也应做好全肺复张,维持有效的通气容量。

十一、高频呼吸机的注意事项

（一）了解应用局限性

应用合适的 HFV 模式通气策略除了要评估病理生理情况外，还包括选择合适的呼吸机，因此选择合适的通气策略比选择应用的呼吸机更重要，所以临床医护人员应该需要了解新生儿高频呼吸机/模式的应用局限性。

（二）高频喷射通气的注意事项

由于 HFJV 属于被动呼气，所以相对而言 HFJV 的通气频率要低于 HFOV，以避免气体陷闭，越好的顺应性需要更低的频率和更长的吸气时间。HFJV 联合 CMV 模式应用时，容易出现过度通气，CMV 模式联合应用的目的是为了帮助肺泡复张，并不是为了辅助通气。如果在降低 CMV 频率时氧合出现波动，可以适当上调 PEEP 维持氧合稳定，但需要注意心脏疾病的患儿是例外，一些心脏疾病患儿是严禁上调 PEEP 的，该类患儿 CMV 的频率通常设置为 5～10 次/分，可以较好地维持氧合。HFJV 的应用有可能会促进分泌物在呼吸道的移动，所以在开始进行 HFJV 模式通气时，应预先准备好吸痰操作，及时清理呼吸道。HFJV 通气的患儿应按需吸痰，避免频繁吸痰引起的肺泡塌陷。

（三）高频振荡通气的注意事项

HFOV 通气时应适当上调平均压以避免气道陷闭。应用 HFOV 通气的患儿应能耐受高平均压通气或者高平均压有益于肺部气体交换,例如 RDS 患儿。由于吸呼比的限制,HFOV 不适合用于非均质性肺部病变的患儿。护理 HFOV 模式通气时应特别注意痰液栓塞的情况发生。

(四) CMV+HFV 的注意事项

在应用 CMV+HFV 模式时,通过增加 CMV 的频率可以对塌陷的肺泡进行复张,当肺不张情况好转时,应降低 CMV 的频率(甚至 CPAP 水平),如果发生气胸时,应立即终止 CMV 模式联通通气。

(五) HFV 的拐角频率

在最低振幅、最小潮气量以及没有气体陷闭的情况下,选择合适的频率以提供足够的通气量。频率和吸呼比的选择应该和患儿肺部的时间常数相匹配,早产儿的肺容量比较小,顺应性比较差,所以相对的时间常数也比较短。对于早产儿应设置较高的频率、较短吸气时间和较短的呼气时间。而对于 PIE、BPD 和 MAS 这类时间常数较长的患儿,应给与较低的频率,例如 240 次/分(4 Hz),吸呼比为 1:12。

(六) 拐角频率公式

贝内加斯(Venegas)和弗雷德贝里(Fredberg)发明了一个公式,使用时间常数计算 HFV 最佳频率设置,被称为"拐角频率": $f_c = 1/(2\pi CR)$,f_c 是拐角频率,C 是肺顺应性,R 是阻力。拐角频率公式是根据不同情况的患儿在同一恒定的潮气量通气下,测量不同频率所对应的隆突端峰压或振幅所得出的。随着频率的增加,峰压曲线变化迅速下降,当频率经过某一拐点时,峰压曲线开始趋于平坦或者开始上升,这一拐点我们称之为拐点频率。当设置频率为拐点频率时,能以最低压力实现有效通气的同时,还能规避气体陷闭的风险。如果设置频率大于拐角频率或者小于拐角频率时,就会造成不必要的、近端气道压力过大的情况。

（七）拐角频率的影响因素与临床应用

一般情况下,当肺的顺应性降低时,拐角频率增加,当气道阻力增加时,拐角频率降低。对于超低出生体重儿而言,很难从拐角频率曲线图上找到拐角频率点,但是可以通过公式计算出推荐的拐角频率。例如一个 ELBW 患儿的肺顺应性为 $0.2\ mL/cmH_2O$,气道阻力为 $50\ cmH_2O/L/s$,那么通过拐角频率计算公式得出该患儿的拐角频率为 $16\ Hz$ 或 960 次/分。当肺顺应性改善时,拐角频率会降低。因此对于体重较大的宝宝(肺顺应性为 $0.4\ mL/cmH_2O$),建议的通气频率为 $8\ Hz$ 或 480 次/分。

由于机械通气会导致炎症的发生,所以一般情况下随着患儿机械通气时间的延长,气道阻力逐渐增加。因此对于那些体重较大的、病情十分危重的(例如细支气管炎或吸入性肺炎)宝宝,推荐使用更低的通气频率。例如一个胎粪吸入综合征的大宝宝,肺顺应性为 $0.4\ mL/cmH_2O$,气道阻力为 $100\ cmH_2O/L/s$,推荐设置的频率为 $4\ Hz$

或 240 次/分。

当气道阻力改善时,拐角频率会相应增加,这也是因为气体能更容易、更快速地进出肺部。例如一个胎粪吸入综合征的患儿肺部情况逐渐好转,肺顺应性为 0.5 mL/cmH_2O,气道阻力为 50 cmH_2O/L/s,该患儿的拐角频率为 6 Hz 或 360 次/分。当气道阻力为主要问题时,推荐使用较低的通气频率,而当肺顺应性为主要问题时,推荐使用较高的通气频率。

十二、平均气道压

(一) HFOV

对于 HFOV 通气模式而言,平均气道压的设置通常高于 CMV 或 HFJV 模式下 2 cmH_2O 甚至更高以维持相同的氧合。可以使用 X 线胸片联合脉氧仪共同评估肺不张、肺容积的情况,以判断是否需要更多的平均压。推荐通过评估 X 线胸片横隔膜的位置来实现 HFOV 下的最佳通气。

(1) 当横隔膜在第 11 肋以下时,先以每次 2 Hz 幅度进行降低,当降低至 10 Hz 时,减少平均压的 20%。

(2) 当横膈膜在第 10~11 肋间时,先以每次 2 Hz 幅度进行降低,当降低至 10 Hz 时,减少平均压的 10%。

(3) 当横膈膜在第 8~9.5 肋间时,不作任何参数调节。

(4) 当横膈膜在第 8 肋以上时,增加平均压 10%。

(5) 当横膈膜在第 7 肋以上时,增加平均压 20%。

（二）维持有效的肺部通气

（1）当 $FiO_2 > 40\%$，间歇每次上调 1 cmH$_2$O 平均压，直至 FiO_2 无法下调。

（2） FiO_2 在 $30\% \sim 40\%$ 之间，根据肺部通气情况可以不做参数调整或适当上调平均压。

（3）当 $FiO_2 < 30\%$，间歇每次下调 1 cmH$_2$O 平均压，直至需要上调 FiO_2。

（4）如果 FiO_2 调整超过 20%，需要重新评估肺部情况。

（三）HFJV

对于 HFJV 而言，通常在开始 HFJV 的时候都会选择维持平均压，除非是从 HFOV 切换至 HFJV 或者初始的平均压非常高（> 15 cmH$_2$O）。如果是从 CMV 切换至 HFJV，提升 PEEP 2 cmH$_2$O 以维持平均气道压，如果是从 HFOV 切换至 HFJV，可以选择维持平均压也可以降低 $1 \sim 2$ cmH$_2$O。

十三、振幅/潮气量

（1）振幅/潮气量的设置目的是维持足够的通气量。当患儿病情稳定后，应立刻复查二氧化碳分压情况。如果在初调 HFV 的早期已经确认正确设置了频率，那么尽量不用通过调节频率设置控制二氧化碳分压。

（2）HFOV 通气下，如果在不改变频率的情况下，无法进行有效通气，那么可能是在吸气相输送的气体过多，使得呼气相的气体不能充分呼出。降低频率能延长呼吸时间并增加潮气量。如果降低频率依然不能进行有效通气，那么就意味着需要更换其他呼吸机实现更长的呼气时间。

（3）HFJV 模式通气下，如果监测到的 PEEP 大于设定的 PEEP，那么说明可能发生了气体陷闭的情况。降低频率能增加呼气时间，但是会减少分钟通气量。可以通过增加 PIP 来维持足够通气量。如果增加 PIP 不能使二氧化碳分压降低，可以通过增加吸气时间增加潮气量。（吸气时间的初始设置为 0.020～0.026 秒，最大不超过 0.034 秒）。

十四、HFV＋CMV 肺复张

HFV 下使用 CMV 模式协助塌陷的肺泡进行复张，PEEP 用于维持肺部的稳定：初始设定 CMV 的频率为 5 次/分，尽可能上调 PIP 致使胸廓抬起的程度，一旦 SpO_2 稳定，调节 FiO_2 使 SpO_2 接近 90％。在不引起 CMV 呼吸暂停报警的情况下，尽量从 5 次/分的 CMV 降低至 CPAP 或尽可能地降低至 0。尽量使用最小的 CMV 频率、PIP 和 Ti。如果 SpO_2 稳定，PEEP 足够且不需要 CMV 模式呼吸，可以切换至 CPAP 或者使用最小的 CMV 频率、PIP 和 Ti。如果 SpO_2 出现下降，上调 PEEP 1～2 cmH_2O，上调 CMV 频率至 5 次/分并持续几分钟，直至 SpO_2 恢复。反复切换至 CPAP 或最小参数设置的 CMV,使用较高的 PEEP 直至 HFV 能在降低氧浓度的情况下持续以 CPAP 或最小参数设置的 CMV 模式上进行通气,并且 SpO_2 能维持在 90%。如果 FiO_2 小于 50%,权衡进一步应用肺复张的风险和效果。

十五、参数调节

一般情况下,当 FiO_2 > 30% 时,不降低 PEEP 或平均压。尽量不要切换回 HFV+CMV 模式,可能会引起进一步肺损伤,延长机械通气时间。如果血气情况不理想,重新评估并调整通气策略。如果血气结果达到预期,可以考虑进一步撤机。HFJV 下过度通气时,关闭 CMV 模式支持,PEEP 仅维持气道开放即可(一般 ≥ 8 cmH_2O),应用较低的通气频率给予足够呼气时间使气体排出(例如 240 bpm,I∶E=1∶12)。应用 HFJV 模式通气策略时需要有足够的耐心,在对 10 例 HFJV 患儿的小型回顾性研究中,拔管的平均时间为 7 天。

在 HFJV 的极端案例中,一些弥漫性肺损伤的患儿在应用了最佳通气频率、提高 PIP 的情况下,仍然存在高碳酸血症,此时可以将 Ti 以 0.004~0.006 秒的增幅从 0.020 秒逐渐上调至最大 0.034 秒,这样的操作可以以降低 Te 10% 代价增加 70% 的潮气量传输。

十六、总结

如果在正确的时间点、对合适的患儿使用了合适的通气策略、合适的高频呼吸机,那么 HFV 模式通气的好处是非常巨大的。单从预防肺损伤的角度而言,早期应用 HFV 要优于晚期使用。应用 HFV 的医护人员一定要非常熟悉所用高频设备的功能与通气模式限制,调解参数时应根据时间常数和病理生理学调节参数。在 HFV 的治疗护理过程中,应经常评估患儿情况调节通气策略。HFV 可以直接撤机至 CPAP 或其他无创通气模式。

第二节　高频喷射通气

一、概述

国际上较新的急救治疗通气技术,目前我国新生儿机械通气领域尚未引进该通气技术,但在国外已经研发并应用于临床,并发表了许多相关研究。高频喷射通气(high frequency jet ventilation,HFJV)主要应用于一些CMV 模式通气无效的难治性呼吸衰竭。HFJV 最常应用的是气漏综合征,但在其他一些疾病治疗中也显示出了很好的效果,例如:先天性膈疝、呼吸窘迫综合征、胎粪吸入综合征和肺炎。

早期使用:HFJV 已经被证实治疗有效并被广泛应用于治疗/缓解重度 RDS、间质性肺气肿、大量的支气管胸膜瘘(顽固性气胸)或气管食管瘘、腹胀合并较差胸壁顺应性、先天性膈疝和胎粪吸入综合征伴有或不伴有肺动脉高压。

预防性使用：尽管在一项大型多中心的研究中显示使用 HFJV 可以有效降低支气管肺发育不良（BPD）的发生率，但目前在国际上，对易发 BPD 的新生儿呼吸窘迫综合征（RDS）高危儿首选 HFJV 通气的做法并不多见。

（一）高频喷射通气的优点

（1）相对于 CMV 模式，HFJV 的压力振幅更低[ΔP＝吸气峰压（PIP）－呼气末正压（PEEP）]。

（2）非常有效的二氧化碳清除率。

（3）可以根据需求灵活调节低平均气道压和高平均气道压。

（4）更快地解决气瘘问题。

（5）减少通过气道中断点的气流。

（6）更安全地使用较高水平 PEEP。

（7）利用后备式叹息呼吸有效进行肺复张并维持有效肺容量。

（8）由于较少地干预静脉回流，能有效改善患儿的血流动力学情况。

（9）促进气道分泌物和吸入物的移动。

（10）减少发生 BPD 的风险。

（二）高频喷射通气的潜在并发症

（1）早期的研究显示，由于气道湿化不足导致气道和大支气管黏膜的损伤，但就目前气道湿化技术而言，这已经不算一个问题了。

（2）有一项研究表示，HFJV 的应用会增加颅内出血和脑室周围白质软化的发生率，这可能与通气策略不佳导致过度通气和低碳酸血症有关。相同的并发症情况其实在高频振荡通气的相关研究中也有出现，同样也是由于过度通气引起。由于通气策略不当或者不合适的参数调节导致的过度通气情况，可以通过使用无创经皮二氧化碳分压监测以解决，建议在初始使用 HFJV 模式通气时同步进行无创二氧化碳分压的监测。

（3）如果使用了不合适高频通气频率，容易导致患儿发生气体陷闭问题。不过气体陷闭问题并不是 HFJV 所特有的，所有机械通气方式都有可能引起气体陷闭。

二、临床应用

（一）患儿的选择

（1）在使用 HFJV 之前需要仔细考虑通气的风险以及治疗的优越性。

（2）在大部分情况下，早期及时应用 HFJV 比晚期使用 HFJV 更有效。

（3）患儿的选择应基于临床经验和已经发表的相关研究证据。

（4）和其他所有呼吸机一样，HFJV 只是一个临床治疗机械通气疾病辅助临床工具而已，关注通气细节，充分了解 HFJV 的病理生理知识、原理是非常重要的。

（二）气体交换的基础参数调节

（1）使用 HFJV 通气模式的基本原理和 CMV 模式、HFOV 模式并没有区别。

（2）和其他类型的通气模式一样，吸入氧浓度和平均气道压决定了患儿的氧合情况，增加平均气道压可以改善患儿的氧合。

（3）平均气道压取决于 PIP、PEEP 和吸气时间决定，其中 PEEP 是影响平均气道压最重要的因素。由于非常短暂的吸气时间，吸气峰压略高于 PEEP。也是基于这个原因，HFJV 的 PEEP 的设定值要高于常规 CMV 中的设定值。对于非常危重的婴儿使用 $10\sim12$ cmH_2O 的 PEEP 并不罕见。

（4）通气效果（二氧化碳清除率）：振荡压力决定了输送气体量的大小、主要空气通气量和二氧化碳清除效果。在 HFJV 通气模式下，二氧化碳的清除效果和潮气量的平方成正比，所以即使潮气量发生非常小的变化，都会导致二氧化碳分压的大幅波动。在正常情况下，通常将 PIP 上调 $1\sim2$ cmH_2O 以降低二氧化碳分压，下调 $1\sim2$ cmH_2O 以增加二氧化碳分压。参数调节时建议进行反复地、小范围调节，避免调节幅度过大导致患儿血氧出现大的波动。

（5）当患儿肺容量逐渐恢复时，肺顺应性也会相应增加，导致通气潮气量增加，同时二氧化碳分压降低。因此需要经常观察患儿胸廓起伏变化，同时积极下调 PIP

避免由于二氧化碳分压大幅下降引起的并发症。推荐使用无创经皮二氧化碳分压监测仪，能最大程度减少并发症的风险。

（6）一般而言 HFJV 的频率参数对于通气效果的影响相对较小，通常的参数设置范围在 $300\sim450$ 次/分，取决于患儿的体重和时间常数。频率设置过快可能引起气体陷闭，导致二氧化碳分压增高。

（7）和 HFOV 不同，频率参数的改变不会影响潮气量，除非发生气体陷闭或者解决气体陷闭的时候，潮气量会相应发生变化。

（8）在 HFJV 模式下，呼气是被动。吸气时间建议尽可能维持在最低水平（0.02 秒），使能够给予患儿足够的呼气时间。

（9）叠加在 HFJV 模式上的后备式 IMV 频率能对肺进行复张并维持有效的肺容量（叹息呼吸），通常设置在 $2\sim5$ 次/分。后备式 PIP 一般要略低于 HFJV 的 PIP，以免打断 HFJV 模式的通气。叹息呼吸的吸气时间一般设置为 0.5 秒。如果存在气瘘或者过度通气，不应使用后备式 IMV。

（10）叹息通气能对肺容量进行复张，但仍需要足够的 PEEP 维持肺的扩张。一些国际权威专家建议一旦实现肺复张，就应该立刻减少叹息通气。这位专家比较倾向于使用非常低的叹息频率（2 次/分）和较低的平均气道压来维持肺容量。

（11）HFJV的撤离一般通过逐渐调节PIP参数，通常不会改变频率，除非怀疑患儿出现气道阻力增高导致的气体陷闭。

（12）降低PIP时会同步降低△P导致平均气道压降低，会影响到氧合。碰到这个问题时可以通过上调PEEP解决。

（三）临床应用的重要原则

（1）在使用HFJV前，常规使用的15 mm的气管插管接口需要替换为Bunnell LifePort（HFJV呼吸机）专用接口，连接好HFJV专用呼吸回路使呼吸机处于备用状态。

（2）气管插管末端的位置不能太靠近气管隆突，最佳位置是在气管隆突上至少1 cm，避免HFJV的喷射气流仅单独进入单一主支气管。

（3）应将气管插管剪短以避免弯曲或反折，尽量保持患儿的呼吸回路呈一直线。

（4）患儿的头部必须保持在中线位置，通过略微垫高肩部的方法使头部稍后仰，尽可能保持气管插管垂直，有助于喷射气流沿着气道进入肺部。因为气管插管是以一定的角度进入患儿气管的，所以如果将患儿头转向一侧，会导致HFJV的喷射气流冲击到气管壁，引起气管黏膜损伤，并且会影响到气体交换的有效性。

三、根据患儿的病例生理情况调整通气策略

（1）选择一个合适的通气策略是至关重要的，一个

不合适甚至错误的通气策略会加重患儿病情并导致各种并发症的发生。

（2）呼吸机参数应该根据患儿的病情进行调整。

（3）在选择合适的通气策略或参数时，应该考虑患儿的潜在疾病、孕周、日龄和体重等客观因素。

四、低压力通气策略

（1）应用低压力通气策略治疗早期气漏的传统方法，在很大程度上已经被放弃使用。现在该通气策略仅偶尔用于治疗一些非常严重难治的气漏（例如大量过度通气的间质性肺气肿、大量的支气管胸膜瘘），主要实施的策略是降低峰压和平均气道压以解决气瘘问题。不过这些情况现在也不常见了。

（2）HFJV 早期应用时，广泛采取低压力通气策略的原因是误认为 HFJV 不利于患儿氧合。当使用最佳容量通气策略时，HFJV 对于氧合的改善效果和 HFOV 一样好。

（3）PIP 的设置一般比 CMV 的水平低 $10\%\sim15\%$。

（4）PEEP 的设置一般在 $5\sim6\ cmH_2O$，应根据气瘘的严重程度和合并的肺部疾病情况而定（如果是间质性肺气肿合并肺不张）。

（5）平均气道压会影响到患儿的氧合情况，所以当使用较低 PIP 或较短的吸气时间时，氧合情况会出现恶化。因此将不得不接受在较高吸氧浓度下氧分压偏低的情况。

（6）在这种通气策略下，允许性高碳酸血症是可被接受的。

（7）低压力通气策略的使用应仅限于非常严重的弥漫性间质性肺气肿和持续性肺过度膨胀。症状不是很严重的 PIE 或者局部 PIE 的患儿，推荐使用最佳肺容量通气策略以避免发生肺不张。

（8）吸气时间通常设置为 0.02 秒以促进患儿呼气。

（9）不推荐使用后备式 IMV 模式。最佳 HFJV 的设置频率依赖于对患儿时间常数的评估，一般随着 PIE 的严重程度而增加。一般使用的频率在 360～420 次/分以给予足够的呼气时间。

（10）如果在较低 PIP 水平，氧合情况能接受但是二氧化碳分压偏低，可以通过增加 PEEP 来实现降低压力振幅，以避免发生低碳酸血症并维持患儿氧合。

（11）如果发生弥漫性肺不张且氧合无法维持，可以增加平均气道压（例如增加 PEEP），提供足够的通气。此时可以使用叹息功能对肺容量进行复张。

（12）如果通气不足，应该直接增加 PIP。

（13）如果气漏问题得到纠正，肺不张成为患儿的主要通气问题时，可以将通气策略转换为最佳肺容量通气策略。

五、最佳肺容量通气策略

（1）最佳肺容量通气策略适用于各种通气问题，特别是应对 RDS。

（2）该通气策略的目的是优化肺容量，改善通气血流比。使气体在扩张的肺部内均匀分布，避免出现使用 CMV 中出现潮气量逐渐增大的情况。

（3）当从 CMV 转换为 HFJV 时，可以通过上调 PEEP 来略微增加平均气道压。

（4）下列的基础参数设置可用于初始 PEEP 的设置：① 吸入氧浓度小于 30%，设置 PEEP 在 6～7 cmH_2O；② 吸入氧浓度在 30%～50% 之间，设置 PEEP 在 7～8 cmH_2O；③ 吸入氧浓度大于 50%，设置 PEEP 在 9～12 cmH_2O。

（5）PIP 的初始设置应与 CMV 一致，使压力振幅处于较低水平。如果在没有使用 CMV 的情况下直接应用 HFJV，那么选择一个合适的压力水平使胸廓能正常抬起且不过度抬起。

（6）后备式叹息频率一般设置在 5 次/分，吸气时间为 0.3～0.5 秒，PIP 压力低于 HFJV 的 PIP 1～2 cmH_2O。

（7）对于早期 RDS 患儿，由于时间常数比较短，通常使用 0.02 秒的吸气时间和 420 次/分的默认频率。随后，根据肺顺应性的改善以及气道阻力的增加，可以适当降低 HFJV 的频率参数以避免气体陷闭的发生。

（8）当氧合发生显著改善时，提示肺容量也得到了改善。如果初始的参数设置不能将吸入氧浓度降低至 35% 以下，可以适当进一步上调 PEEP。

（9）当肺复张使肺部完全张开，氧合得到改善时，停止后备式 IMV 通气，并且在后续几分钟内观察氧合是否出现下降。如果氧合能维持在比较好的水平，表示 PEEP 的支持力度是足够的。如果氧合出现下降，恢复 5 次/分的 IMV 后备式通气，上调 PEEP $1\sim2\ cmH_2O$，进行肺容量的复张。如果情况允许，重复进行该操作，直至在没有后备式 IMV 模式的支持下，氧合能持续稳定在 $10\sim15$ 分钟，表示 PEEP 的支持足够了。此时可以选择继续关闭 IMV 后备式通气或者重新开启 IMV 后备式通气维持 IMV 频率在 2 次/分。

（10）目前还不确定当肺容量恢复稳定后，继续使用后备式 IMV 模式是否有益。但需要注意的是，目前已经发表关于 HFJV 的研究均是在应用 IMV 后备式通气下进行的。

（11）后备式叹息频率或者压力参数不应作为增加平均气道压的主要调节措施。通过上调 PEEP 增加平均气道压的方法更为安全。需要特别注意的是，和传统 CMV 通气一样，过度通气情况是需要尽量避免的。

（12）胸廓起伏和二氧化碳排出的改善，均提示患儿的肺容量恢复，肺顺应性好转。此时应及时降低 PIP，避免发生低碳酸血症。在有条件的情况，推荐使用持续经皮无创二氧化碳分压检测仪监测二氧化碳分压数值。

（13）PIP 的降低会同步降低平均气道压，这个情况是完全可以接受的，因为通过肺复张患儿的肺容量已经恢复，肺顺应性也得到了改善，不需要原来较高的压力支持。

（14）如果吸入氧浓度小于等于 30％～35％，平均气道压（PEEP）可以进一步降低避免肺过度膨胀。

（15）定期复查胸片可以辅助判断肺部是否完全张开或有无发生过度膨胀的情况。一般良好的肺扩张在第 8.5～第 9 肋间。

六、新生儿胎粪吸入综合征和肺动脉高压的治疗

（1）胎粪吸入综合征属于非均质性病变，且变化进展迅速。HFJV 用于 MAS 的治疗效果有好有坏，比较多变。

（2）在早期阶段，由于大气道被胎粪颗粒堵塞，喷射气流被堵塞无法顺利进入，所以 HFJV 模式的通气几乎没有什么效果。可以通过吸痰的解决气道堵塞问题。

（3）HFJV 可以提供一种震动，使气道内的分泌物/吸入物发生移动。呼气流速可以让分泌物沿着气道向近端移动。所以，在开始进行 HFJV 模式通气时，应随时准备进行吸痰，可能会有大量胎粪物质从气道排出。

（4）MAS 的炎症反应会抑制肺表面活性物质的分泌，此时使用 HFJV 的最佳肺容量通气策略能有效改善肺容量。但是，需要注意由于呼气时间不足导致气体陷

闭、引起肺过度膨胀的情况。大部分气道堵塞患儿的时间常数都比较长，需要更少的通气频率，一般建议设置的频率范围在240～360次/分(4～6 Hz)。

(5) 如果患儿出现肺过度膨胀或者二氧化碳潴留，那么正确的干预措施为降低通气频率，给予更多的呼气时间，消除动态的内源性 PEEP，相对而言比直接降低 PEEP 更有效果。但应注意，维持足够的 PEEP 压力也是十分重要的，它能有效维持气道开放和肺容量，对于一些重症肺病的患儿，PEEP 通常会设置在大于等于 10 cmH_2O 的水平。

(6) 尽管 HFJV 非常有效且不太容易发生过度通气，但 HFJV 仍不被推荐用于 PPHN 合并呼吸性碱中毒。虽然正确使用 HFJV 可以有效避免 pH 和二氧化碳分压的大幅变化，但其依然会增加颅内出血和脑室周围白质软化的发生率。

七、对 HFJV 有显著效果的疾病

(1) 当腹腔压力增高是隔膜上抬时，HFJV 的高 PEEP 和小潮气量通气可以对隔膜产生一个反作用力，同时有利于维持有效的肺容量。对于那些急性腹胀的患儿，例如坏死性小肠结肠炎、腹裂术后、先天性膈疝或者脐膨出，HFJV 在改善气体交换和血流动力学方面有非常显著的效果。只要做好胸廓起伏观察和血气复查，一般不太会发生低碳酸血症。

（2）对于气道中断的患儿，例如顽固性气胸、食管气管瘘或者气管撕裂，HFJV 能有效改善气体交换并且减少气体从气道断裂点漏出。这是因为 HFJV 的喷射气流主要从气道中心进入肺部，不会对气道壁产生侧压。唯一从气道断裂点漏出的气只有呼出气流。在这种情况是，使用介于最佳肺容量和低压力通气之间的通气策略可能是最有效的。实际通气时，应根据患儿个体化情况进行评估和通气策略的调整。

（3）HFJV 这种小潮气量、温和的通气方式非常适合肺发育不全的患儿。因为肺发育不全的患儿肺泡数量较少，所以患儿的肺泡需要接受比正常肺泡更多的气体容量才能维持有效通气，也因此非常容易引起容量伤。轻度允许性高碳酸血症是可以被接受的，但有时一些合并有 PPHN 的患儿，需要将他们的二氧化碳分压降低至 $30\,mmHg$ 水平时应用 NO 的效果更好。使用介于最佳肺容量和低压力通气之间的通气策略效果最好。需要特别注意肺的过度膨胀会加重肺动脉高压。当二氧化碳排出不理想或肺容量过大时，可能发生了气体陷闭，此时应该采用较低的频率进行通气。

（4）有限的临床经验和一些小型的研究表明，HFJV 对于正在进展为或已经确诊慢性肺病的超低出生体重儿比较有效。这类患儿的气道非常"松软"，在呼气的时候很容易发生气道塌陷导致气体陷闭。HFJV 可以使用较高的 PEEP（$7\sim10\,cmH_2O$）使气道维持扩张状态，进行更多的气体交换并且使患儿的肺部的气体分布更加均匀,一部分的原因是 HFJV 的通气不太会受到肺阻力较高区域的影响。在一些小型研究中显示,对于该类患儿进行通气支持,HFJV 的通气效果要好于 HFOV。

八、撤机

(1)一旦吸入氧浓度<30%,可以开始尝试进行撤机,优先降低吸入氧浓度,其次是 PEEP。

(2)一般情况下,如果二氧化碳分压正常或偏低,或者存在过度的胸廓起伏,需降低 PIP 的参数。但需要注意的是,根据患儿情况,如果有需要可以通过增加 PEEP 的方式来代偿 PIP 的降低,以维持有效的平均气道压。

(3)HFJV 模式的通气频率并不是撤机时主要调节的参数。然而,随着 RDS 逐渐进展为 BPD,肺顺应性和气道阻力的增加,需要适当降低频率以适应逐渐延长的时间常数。

(4)患儿是可以直接从 HFJV 撤机至 CPAP。当 PIP 小于等于 $12\sim15$ cmH_2O 且 PEEP$\leqslant$7 cmH_2O 时,通常可以直接进行撤机。

(5)另一方面,当压力$\leqslant$$12\sim20$ cmH_2O,PEEP$\leqslant$7 cmH_2O,患儿也可以将通气模式转换为 CMV 模式。通常使用高于 ΔP 10% 的吸气峰压以维持有效通气。PEEP 可以降低 1 cmH_2O 以维持稳定的平均压。

第三节　高频振荡通气

一、概述

高频振荡通气(high frequency oscillation ventilation,
HFOV)指的是高频率低潮气量的机械通气。HFOV 中
有一个恒定的扩张压(平均气道压)和围绕平均压进行震
荡的压力。HFOV 的频率范围在 $300\sim900$ 次/分。通
气潮气量通常少于无效腔,因此 HFOV 使用的是气体交
换机制促进二氧化碳从肺部的排出。

应用 HFOV 的目的:

(1) 改善极重度呼吸衰竭患儿的气体交换。

(2) 减少呼吸机引起的肺损伤:

1) 预防容量伤:HFOV 能非常显著地减少维持正
常通气的潮气量。在 HFOV 通气期间,肺部可以维持一
个平均容量的状态。每次通气时,肺部容量的变化非常
小,HFOV 传递到胸壁上的震动几乎是看不到的,不同
于常频机械通气,随着通气中吸气相和呼气相的相互切
换,可以很明显地看见胸廓的起伏变化。

2) 减少吸入氧浓度:HFOV 可以让肺部通气更为
均匀,减少肺内分流,改善氧合。减少机械通气的氧气需
求,减少氧自由基的接触。

3）预防肺不张：对于健康婴儿或者儿童，吸气末和呼气末的肺容量是迅速变化的。在正常呼气末时，由于胸壁和肺的相互作用，肺内还会有一定的功能残气量（FRC）。对于一些有肺部疾病、肺损伤的新生儿，FRC是有所降低的，甚至有一部分肺泡处于塌陷状态。对于肺表面活性物质缺乏的或者肺功能失调的患儿，肺泡更容易发生塌陷，最终导致肺损伤的发生。肺损伤机制解释了肺容量的复张和维持肺泡正常的 FRC 能有助于减少呼吸机引起的肺损伤，以及减少对于高吸入氧浓度的依赖。呼吸支持的目的就是打开塌陷的肺泡并维持一定容量（FRC）。HFOV 的作用就是减少肺容量的变化和促进肺复张，两种机制相互协调，帮助打开塌陷的肺泡，维持有效换气的同时减少机械通气相关肺损伤。

HFOV 能减少辅助通气患儿的肺部并发症，同时也为重度气瘘的患儿提供一种更好的通气模式。

二、高频振荡通气和常频机械通气比较

常频与高频参数比较（表 7 - 1）。

表 7 - 1　常频与高频参数比较

参　　数	CMV	HFOV
频率（次/分）	0～150	180～1 500
潮气量（mL/kg）	4～20	0.1～5
肺泡压力（cmH$_2$O）	5～50	0.1～20
呼气末容量	低	高

（一）HFOV 的优点

以较低的压力和容量改善肺通气。呼气末正压（PEEP）虽然比较"大"，但是非常安全。在通气过程中，肺可以被较高的平均通气容量打开，不需要非常高的气道峰压就能维持有效的气体交换，使二氧化碳顺利排出。同时在 HFOV 模式通气下，肺部的通气会更加均匀。

（二）HFOV 的缺点

（1）相对于 CMV 模式通气，HFOV 存在潜在气体陷闭的风险。因为 HFOV 的呼气相时间非常短暂，所以吸气相的送气流可能被"困"在肺内不能及时有效地排出，被"困"气体可能引起肺泡过度膨胀和肺损伤，甚至可能发生气瘘。气体陷闭发生的可能性大小取决于所使用的高频呼吸机/高频模式，主动呼气式高频呼吸机发生气体陷闭的概率要略低于被动呼气式高频。

（2）控制最佳平均通气容量是相当困难的，但这对于安全使用 HFOV 而言却是至关重要的。增加肺容量会导致静脉回流减少，严重时可能会影响到心输出量，肺的过度膨胀也会引起急性肺损伤，特别是当心输出量受到影响的时候。

（三）HFOV 的分型

（1）可调节吸气时间百分比的振荡膜式 HFOV：森迪森 3100A 是美国唯一一款经过认证可用于新生儿 HFOV 呼吸机。它有一个电子控制振荡膜，它能在呼吸回路中产生振荡压力。通过调节振荡膜驱动器的功率、频率或吸气时间百分比来控制气道压力振幅。平均气道压的设置和振幅是分开的，通过调节或者患儿回路中的基础流速（偏流）或出口阻力来控制平均气道压。

（2）具有固定吸气时间的活塞式 HFOV：这一类的 HFOV 呼吸机通常使用 $1:1$ 的吸呼比。在对成年兔子的研究中发现，发生气体陷闭和 PEEP 不足与 $1:1$ 的吸呼比有关。目前新款的呼吸机已经可以自主设置 $1:2$ 和 $1:1$ 的吸呼比了，例如某些呼吸机的 HFOV 模式。

（3）混合型设备利用文丘里原理在呼气相产生负压。

三、计算分钟通气量

对于传统的常频机械通气和正常自主呼吸而言，分钟通气量的计算公式为：$RR \times VT$；对于 HFOV 而言，计算公式为：$RR^{(0.5-1)} \times VT^{(1.5-2)}$。

根据公式可以看出，相对于 CMV，在 HFOV 下潮气量对于分钟通气量的影响更大。气管插管的管径、肺顺应性、气道阻力和胸壁印度都会影响到潮气量的输送。同样需要注意的是，随着频率的增加，呼吸系统的阻力也会随之增加，因此在 HFOV 期间，随着频率的上调，潮气量的传输和分钟通气量会随之降低。对于一些呼吸机，在较高的频率下，潮气量偏低，可以通过提高振幅的方法来进行补偿。

四、HFOV 改善通气的原理

（一）原理

（1）加强气体分子扩散。

（2）加强对流（Pendelluft 效应）：由于不同肺泡充气和排空的时间常数不同，使相邻的肺泡单元之间发生气体传输，改善气体交换。

（3）Taylor 扩散：通过气道径向和轴向的气体相互作用产生的湍流，加强了气体的扩散。

（4）不对称的流速剖面：在气道分叉处，由于吸气流速和呼气流速不对称的流速剖面，使送气流速得到加强。

（5）减少对大量气体对流的依赖。

（6）Kaczka 等人的研究发现，双频高频震荡通气的效果要比传统的单频高频振荡通气要好一些。

(二) 氧合

（1）与肺的膨胀程度直接相关(肺表面积)。

（2）与吸入氧浓度直接相关。

（3）肺的过度膨胀或者通气不足都会导致静脉回流减少，同时增加肺血管阻力和降低心输出量。

五、不同肺生理情况下 HFOV 的通气策略

(一) 肺张开困难

对于非病理生理性较差，肺张开困难的患儿而言，HFOV 有非常有效的效果。当在进行肺复张操作使用持续扩张压（continuous distending pressure，CDP）时，一旦肺张开情况得到改善，下调吸入氧浓度，逐渐降低、撤离持续扩张压，HFOV 可以有效降低肺损伤并且能改

善氧合。这一方法是利用了压力-容量环滞后（肺滞后）现象，如果肺损伤不是太严重，还是可以对一部分肺容量进行复张。CDP的压力通常要比肺张开压要高，有时甚至要比CMV下的压力还要高，这样有助于复张塌陷的肺泡单位。一旦肺泡单位被打开，就可以使用较低的平均压来维持肺泡单位的张开。

（二）肺动脉高压

如果导致肺动脉高压的原因是肺张开不佳，局部缺氧和高碳酸血症，那么HFOV对于该类肺动脉高压的患儿还是非常有效果的。通过改善肺通气、改善通气血流比、改善气体交换，从而缓解肺毛细血管网阻力，降低肺动脉压力。HFOV对于气道堵塞或者心输出量低的患儿，效果不显著，特别是心肌功能障碍的患儿。气道堵塞会使气道传输到肺泡的压力信号明显降低，压力的降低会减少肺泡通气以及呼吸机的通气效果。对于心输出量低的患儿，持续较高的平均气道压降低静脉回流，进一步影响心输出量。

临床建议使用HFOV的情况有以下几种。

（1）持续的气漏（例如支气管胸膜瘘、间质性肺气肿）。

（2）持续的新生儿呼吸衰竭合并：呼吸窘迫综合征、肺炎、胎粪吸入综合征、肺发育不全、先天性膈疝或胎儿水肿。

（3）无法进行及时手术矫正的食管气管瘘患儿（如早产儿）。

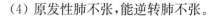

（4）原发性肺不张，能逆转肺不张。

六、禁忌证的相关研究

（一）与气体塌陷相关的气道疾病

大部分学者都认为 HFOV 对气道堵塞的患儿没有明显的效果。对于气道问题的患儿使用 HFOV 可能会引起气体陷闭的问题。

（二）不明原因的休克

使用 HFOV 时能增加平均肺容量，但同时随着肺容量的增加，右心房的容量会相应减少，影响到静脉回流。静脉回流的减少会加重低血压问题，除非及时根据休克的病因对休克进行及时纠正治疗使前负荷增加。这类问题和 CMV 通气期间增加 PEEP 所引起的问题相类似。

七、临床研究总结

（一）呼吸窘迫综合征(RDS)

目前最大的关于 HFOV 的前瞻性研究，研究发现两组早产儿支气管肺发育不良（bronchopulmonary dysplasia，BPD）的发生率几乎是相同的。在生后的 28 天内，HFOV 并没有降低早产儿的死亡率或者机械通气的支持水平。研究发现 HFOV 的应用与气腹、3 级或 4 级颅内出血、脑室周围白质软化的发生率增高有关。同时研究结果表明使用固定吸呼比的 HFOV 与使用 CMV 相比并没有任何优势，而且可能存在不良的并发症。

HFOV 在没有增加颅内出血发生率的情况下,降低了 RDS 早产儿慢性肺病的发生率。

HFOV 所使用的通气策略为促进肺复张并为之肺容量。HFOV 可以减轻肺损伤,促进气体在肺内的均匀分布,改善气体交换,延长肺表面活性物质的治疗作用。临床研究表明 HFOV 的结果是具有通气策略特异性的,当使用优化肺容量并维持有效的肺张开时,HFOV 可以安全使用并能减少 BPD 的发生率。然而,随着诊疗技术的不断发展,关于最佳肺表面活性物质的使用和最合适的机械通气模式问题一直争论不休。

(二) 气漏综合征

1. 肺间质气肿(pulmonary interstitial emphysema, PIE)

HFOV 能有效改善通气,也能和 HFJV 一样提高患儿存活率。

现况:PIE 目前仍是辅助通气的严重并发症。肺表面活性物质的使用有效降低了 PIE 的发生率,但并没有消减病程。HFOV 可以改善气体交换,也能改善一部分 PIE 患儿的预后,但依然存在高风险长期肺部和神经系统方面的并发症。

2. 气胸

HFOV 能有效改善气漏综合征患儿的氧合和通气。

现况:HFJV 和 HFOV 都能改善气体交换,都适用于气胸的机械通气。

3. 先天性膈疝

HFOV 可用于先天性膈疝患儿的通气治疗,有助于减少肺损伤的发生,但目前并没有 RCT 来评估这一假设。

(三) 体外膜肺

单独使用 HFOV 就可以进行治愈,而且预后和使用 ECMO 治疗的患儿一样好。先天性膈疝(30%)和胎粪吸入综合征(50%)的患儿对于 HFOV 的预后不如肺炎(85%)和(或)RDS 的患儿(90%)。使用 HFOV 的确能成功治疗部分符合 ECMO 适应证的患儿,但是 HFOV 组预后 BPD 的发生率要明显高于 ECMO 组。使用 HFOV 和 CMV 可以避免使用 ECMO,但是有增加 BPD 发生率的风险。研究发现早期应用 HFOV 联合肺表面活性物质治疗胎粪吸入综合征效果显著,特别是对于一些重度胎粪吸入综合征的患儿。

现况:根据现有的研究发现 HFOV 的治疗效果可能取决于所使用的设备类型以及所应用的通气策略。肺表面活性物质、一氧化氮吸入、液体通气,HFOV 和 ECMO 之间在治疗重度呼吸衰竭足月儿中的联系尚未确定。

八、HFOV 的一般应用和不同疾病的使用建议

(一) 肺不张伴肺弥漫性病变(RDS 或肺炎)

HFOV 下持续扩张肺的压力通常要比 CMV 的压力

要高一些。平均气道压可以增加 $1\sim2$ cmH_2O,直至氧分压改善或者胸片显示肺部通气正常。应避免出现过度通气或者心脏受压的情况。心脏受压的表现包括心率增加、血压降低、周围循环灌注变差以及代谢性酸中毒。

应用于一般早产儿 RDS 的平均气道压通常要低于应用于足月儿的平均气道压。肺部疾病的严重程度、HFOV 的使用时间节点、是否使用肺表面活性物质以及患儿是否存在感染都会影响到 HFOV 模式通气所需的压力。通常建议所使用的持续扩张压为:

患儿体重<1 kg,5$\sim$18 cmH_2O。

患儿体重 1$\sim$2 kg,6$\sim$20 cmH_2O。

患儿体重>2 kg,10$\sim$25 cmH_2O。

HFOV 模式通气频率建议维持在 8$\sim$15 Hz 保持不变。大多数临床数据反馈常用的频率为 10 Hz。对于体重小于 1 kg 的患儿,应非常注意避免发生过度通气和碱中毒。如果二氧化碳分压较低且压力振幅小于 20 cmH_2O,可以适当增加频率以减少分钟通气量,使二氧化碳分压上升恢复至正常范围内。如果微调了压力振幅导致二氧化碳分压的巨大改变,可以通过增加频率至 15 Hz 解决。

(二)胎粪吸入综合征

一部分胎粪吸入综合征的患儿存在弥漫性肺损伤、受限的肺动脉高压以及轻度的小气道堵塞;另外一部分胎粪吸入综合征的患儿存在严重的气道堵塞和肺动脉高压,这类患儿对于 HFOV 模式的通气反应效果不佳,因为他们的主要问题是肺泡无法正常张开。胎粪吸入综合征的患儿在开始进行 HFOV 模式通气时,应该及时进行床旁胸片检查以评估患儿是否存在气体塌陷的情况。降低通气频率可以增加持续扩张压以减少气体塌陷的发生。

如果胎粪吸入综合征的患儿肺部充气情况不佳,且 HFOV 通气下气体交换改善程度不大,可以考虑联合使用一氧化氮吸入技术。临床研究表明,HFOV 联合一氧化氮吸入治疗肺动脉高压比单独应用 HFOV 效果更显著些。

(三) 肺发育不良综合征

与胎粪吸入综合征的患儿比较类似,主要是在病理生理上肺通气不佳的患儿对 HFOV 的通气反应效果较好。如果在 HFOV 通气下患儿能维持正常的肺容量,胸片也提示通气情况良好,但此时的患儿仍有严重的肺动脉高压,那么对于单独使用 HFOV 通气的反应会较为不显著。如果患儿肺张开不佳且合并有肺动脉高压,建议最好采用 HFOV 联合一氧化氮吸入的方法进行同期治疗。

(四) 气漏综合征

如果患儿有严重的气漏,例如肺间质气肿或者反复气胸的患儿,则需要一种不同的通气策略。辅助通气的目的是尽量解决气漏问题。如果患儿发生了单侧气漏,采取患侧卧位会增加气流进入到患侧肺部的阻力,同时纵隔的结构重量"加重"压迫到患侧气道,使患侧气道塌陷,促进了患侧肺不张。患侧肺萎陷和通气量的减少有助于解决气漏问题。除了将患儿置于患侧卧位外,使用HFOV通气策略的重点在于降低平均气道压而不是降低吸入氧浓度,这将有助于帮助解决气漏问题。

(五)原发性PPHN且能进行正常通气

确诊为原发性PPHN且肺部能正常张开通气的患儿,通常不需要太高的机械通气支持,低压力水平的CMV模式通气就可以维持基本通气。使用HFOV通气对这类患儿而言并没有明显的效果,同时应该注意如果没有妥善处理心脏前负荷和肺容量之间的平衡关系,可能会出现危及生命的低氧血症。

第四节　一氧化氮吸入治疗

胎儿肺循环阻力较体循环阻力高,呈肺动脉高压(pulmonary arterial hypertension,PAH)状况。新生儿出生后血液循环从"胎儿型"过渡至正常"成人型",肺循环压力和阻力下降,但有多种疾病可引起此过程障碍或逆转,致肺血管阻力持续增高,伴有体循环血管阻力正常或者下降,肺动脉压超过体循环动脉压,动脉导管和(或)卵圆孔水平右向左分流持续存在,称为新生儿持续性肺动脉高压(persistent pulmonary hypertension of newborn,

PPHN），又称为持续胎儿循环（persistent fetal circulation，PFC），表现为机体持续缺氧发绀，最终导致危及生命的循环、呼吸衰竭。

在发达国家，一氧化氮（nitrix oxide，NO）吸入已成为 PPHN 的常规治疗手段。一氧化碳是无色小分子气体，具有重要的生理功能。一氧化碳激活平滑肌细胞内的鸟苷酸环化酶，使细胞内 cGMP 含量升高，后者经蛋白激酶 G 引起多种蛋白质磷酸化，进而抑制钙离子通道受体介导的钙离子内流，抑制钙离子从细胞内钙库向外释放，抑制三磷酸肌醇的产生，阻止三磷酸肌醇触发钙离子从肌质网中向胞浆释放，激活细胞膜上的钙泵，加速钙离子外排。同时收缩蛋白对钙的敏感性减低，肌细胞膜上钾通道活性下降，从而引起血管扩张。

此外，一氧化碳可优先分布到通气良好的肺段，增加肺通气段的灌注，减少肺内血液的"右向左"分流，改善通气/血流。一氧化碳吸入治疗的原理：选择性扩张肺血管，降低肺血管阻力，增加肺血流。

一、一氧化碳吸入治疗的适应证

（一）特发性 PPHN

特发性 PPHN，也称为肺血管发育不良，指无肺实质病变的 PPHN，由于肺血管重构，肺血流量因血管重塑异常而减少，进而导致肺血管收缩。特发性 PPHN 的发病机制包括：内源性一氧化碳合成减少和对血管扩张剂的反应性异常。

（二）继发于胎粪吸入综合征（meconium aspiration syndrome，MAS）的 PPHN

MAS 是胎儿在宫内或产时吸入混有胎粪的羊水而致，以呼吸道的机械性阻塞及化学性炎症为主要病理特征，以出生后出现呼吸窘迫为主要表现的临床综合征。PPHN 是 MAS 较严重的并发症，其机制可能是由于慢性宫内缺氧导致肺小动脉平滑肌增厚，血管阻力增加。其肺血管阻力增高是可逆的。

（三）继发于早产儿呼吸窘迫综合征（respiratory distress syndrome，RDS）的 PPHN

虽然目前较多研究结果不支持早产儿常规一氧化氮吸入，但对于合并 PPHN 的严重 RDS 早产儿，仍可考虑使用。早产儿存在 RDS 时，常并发 PAH，动脉导管重新开放，使低氧血症难以纠正，一氧化氮可降低 RDS 患儿的肺动脉压，改善其通气血流比值，从而纠正低氧血症，降低死亡率。两项多中心 RCT 研究发现，使用一氧化氮，可减少出生体重 1 000～1 500 g 或 1 000～1 250 g 早产儿的死亡率及 BPD 的发生。

（四）继发于新生儿脓毒症（neonatal sepsis）的 PPHN

新生儿脓毒症是指病原体侵入血液循环并在其中生长繁殖，产生毒素所造成的全身性感染，极易引起多器官功能损伤，尤其是肺脏首当其冲，且常伴 PPHN。脓毒症导致肺表面活性物质灭活和促炎介质的释放，促血管收缩因素的水平增加,引起通气-灌注(ventilation/perfusion ratio,V/Q)失调导致低氧血症,使肺血管收缩恶化。全身血管阻力(systemic vascular resistance,SVR)降低,加之由低氧血症引起的肺血管阻力增加,增加动脉导管和卵圆孔的右向左分流。对原发病为脓毒症的PPHN患儿,使用一氧化氮可明显改善氧合,避免ECMO的使用。

(五)继发于出生窒息的PPHN

PPHN可继发于围产期窒息。围产期窒息既可通过缺氧缺血直接下调血管内皮素/一氧化氮轴,造成肺血管收缩或影响生后肺动脉正常舒张过程,也可通过影响机体内环境(酸中毒)和心室功能等因素促进PPHN的发生。

(六)继发于先天性肺炎的PPHN

先天性肺炎与宫内感染(绒毛膜羊膜炎)密切相关。宫内感染通常由定植于生殖道的细菌上行性感染所致,增加新生儿早发型败血症和先天性肺炎的风险。全身以及肺脏局部感染时,大量炎症因子生成以及肺实质病变造成机体缺氧、酸中毒,通过多种机制造成肺血管收缩,PPHN形成进一步加重缺氧,形成恶性循环。

二、一氧化氮吸入治疗的指征

(一)存在明显的低氧血症($FiO_2 > 60\%$)的中重度疾病

连续两次动脉血气(间隔至少20分钟),氧合指数OI>16。

$$OI = FiO_2 \times Pmean \times 100 / \text{动脉导管后} PaO_2$$

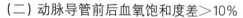

（二）动脉导管前后血氧饱和度差＞10%

开始一氧化氮吸入治疗前,推荐使用超声心动图评估肺外分流以及是否存在先天性心血管畸形;条件允许的情况下,建立动脉通路(推荐动脉导管后位置建立)。

三、一氧化氮吸入治疗的禁忌证

（1）严重的左心发育不良,或动脉导管依赖的 CHD。

（2）致命性的先天性缺陷和充血性心力衰竭。

（3）先天性高铁血红蛋白血症。

（4）严重出血,如颅内出血、脑室内出血、肺出血。

有左心功能障碍或动脉导管依赖的 CHD 患儿,在合并 PAH 的情况下,单独使用一氧化氮可能会加重肺水肿,导致气体交换恶化,氧合下降。高浓度的 NO 可能会出现高铁血红蛋白血症,影响全身的氧供。有研究显示,一氧化氮影响血小板的聚集和黏附,增加出血风险。

四、一氧化氮吸入治疗的使用方法

（一）一氧化氮治疗气体的输送

与呼吸机联用,将一氧化氮标准气体通过治疗仪的输气管道与呼吸机供气管道混合,形成一氧化氮治疗气体。一氧化氮气体的输送大都是通过呼吸机实现的,也包括无创通气模式。一氧化氮治疗仪器基本包括一氧化氮输送系统、一氧化氮/二氧化氮浓度监测系统、报警系统、数据传输系统、输入输出系统和电源等。输送系统是保证一氧化氮气体能够按照预设的通气方式和浓度安全地输送到患儿体内,包括一氧化氮气体和呼吸机供气的混合。一氧化氮气体与呼吸机供气在患儿回路混合后供患儿吸入治疗。

目前临床最常用的是呼吸机联用式一氧化氮治疗仪,在呼吸机呼吸回路的供气端,近呼吸机和湿化器之间将一氧化氮气体接入,在供气回路中混合均匀,在吸气回路末端三通接口处连续取样检测。

呼吸机一体式一氧化氮治疗仪是指将一氧化氮输送系统和呼吸机的输送系统整合在一起,运行起来和呼吸机类似。

便携式一氧化氮治疗仪的最大特点是输送系统不依赖于呼吸机,结构简单,体积小,易操作,主要适用于急救和转运途中。

(二) 二氧化氮(nitrogen dioxide, NO_2)浓度控制标准与监测

在吸入一氧化氮治疗过程中,二氧化氮的浓度应尽可能低,一般要求在吸入氧浓度为 60%、一氧化氮为 40 ppm 时,二氧化氮不超过 1.0 ppm。在一氧化氮吸入治疗的过程中,部分一氧化氮可与氧气反应产生二氧化氮,吸入过多的二氧化氮会对机体造成损害,因此在一氧化氮治疗过程中要避免患儿吸入过多的二氧化氮。美国国立职业安全与健康研究所(NIOSH)规定,吸入二氧化氮浓度应<1 ppm,以降低二氧化氮对人体的损害。英

国国家卫生行政部门规定,呼吸回路内的二氧化氮浓度不应超过 0.5 ppm。

用于新生儿治疗的一氧化氮浓度一般不超过 20 ppm。一氧化氮一般使用不锈钢瓶储存,用氮气作平衡气,即以氮气为底气,配置浓度一般为 800 ppm 或 1 000 ppm。使用前一氧化氮和二氧化氮传感器均进行零点及标准气体定标(一氧化氮为 84.7×10^{-6};二氧化氮为 10.4×10^{-6})。治疗过程中应实时监测吸入一氧化氮和二氧化氮浓度。

(三) 一氧化氮吸入浓度

对于足月儿和晚期早产儿,建议起始治疗浓度 20 ppm,并根据治疗效果进行调整,最大剂量不超过 20 ppm。虽然一氧化氮有一定的剂量-效应关系,但吸入浓度越大,相应的不良反应越明显。一氧化氮的确切剂量需根据疾病的性质及患儿吸入后的反应而定。应尽可能用较小的剂量达到临床所需目的。以一氧化氮最低有效浓度为治疗原则,在治疗中逐渐降低一氧化氮浓度至 1~2 ppm,避免不良反应。

(四) 一氧化氮撤离应逐渐降低浓度至 1 ppm 或更低

在 PPHN 血氧改善,右向左分流消失,吸入氧浓度<60%,氧分压>60 mmHg($SpO_2 \geqslant 0.90$)持续超过 60 分钟,或 OI<10 时,可考虑开始一氧化氮撤离。对于一氧化氮治疗有效(暴露 30~60 分钟后氧合改善,PaO_2/FiO_2 较基础值增加>20 mmHg)的患儿,一氧化氮在撤离前应该逐渐下降浓度。有研究指出,当一氧化氮浓度≥10 ppm,突然撤离时会出现缺氧现象。有研究指出,在最终撤离前提高 FiO_2 或口服磷酸二酯酶制剂(西地那非)可改善这种低氧反跳现象。因此,美国呼吸治疗协会临床实践指南推荐,在一氧化氮撤离前应将其浓度逐渐下降至 1 ppm 或更低,并在完全撤离前提高 FiO_2。

目前尚无固定的一氧化氮撤离模式,可参考方案为:患儿临床状况好转(FiO_2 下降至 60% 以下,PaO_2 可维持在 60~80 mmHg)后,以每 4 小时减少 5 ppm 的速度减至 5 ppm,再以每 4 小时减少 1 ppm 的速度减至 1 ppm,此时患儿氧合状态仍稳定($FiO_2 < 60\%$,$PaO_2 > 60$ mmHg),可最终撤离。如果在下调一氧化氮剂量的过程中出现反跳性低氧(SpO_2 下降 >5%,FiO_2 需增加 0.15 来维持 $PaO_2 > 60$ mmHg),需把一氧化氮剂量恢复至下调前水平,待患儿临床状况进一步改善后在 24~48 小时内撤离。对于一氧化氮治疗无效的患儿,可在暴露 30 分钟内选择直接撤离,这并不会引起氧合下降。

五、剂量估算

(1) 医用一氧化氮钢瓶浓度: 800 ppm 或 1 000 ppm。

(2) 一氧化氮的流量及浓度的关系:

一氧化氮浓度＝(一氧化氮流量×一氧化氮钢瓶浓度)×一氧化氮治疗流量÷(分钟通气量＋一氧化氮流量＋呼吸机基础气流流量)

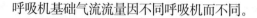

呼吸机基础气流流量因不同呼吸机而不同。

六、一氧化氮接入位置及监测

（一）安装

彻底检查呼吸机，正确连接呼吸机管道，保证各接头连接紧密，不漏气，正确设置呼吸机参数。校正一氧化氮和二氧化氮监测仪的零点，严格按照操作手册上的步骤进行校零。用密闭式吸痰管进行气管内吸痰，以减少不必要的脱机；如必须临时脱机，应在脱开前关闭一氧化氮开关。

（1）带加热丝的呼吸回路：湿化罐进气端呼吸管路。

（2）普通呼吸回路：湿化罐进气端呼吸管路。

（二）监测

（1）每班护士应检查和记录一氧化氮气瓶量表上的读数，以监测气瓶的剩余容量，计划更换的最佳时间。

（2）持续监测呼吸机管道送气靠近患儿部位的一氧化氮和二氧化氮浓度。

（3）持续监测血液中高铁血红蛋白的浓度。

（4）环境监测：为避免出现一氧化氮气体泄漏的问题，使用中应对环境中一氧化氮浓度进行监测。

如监测到环境中一氧化氮浓度大于 0.1 ppm，应及时检查一氧化氮呼吸机的连接是否紧密，有无泄漏。如怀疑气体泄漏，应及时关闭一氧化氮气体阀门，并通知医生，通知仪器师来检查和处理。

七、护理要点

(一) 正确实施一氧化氮治疗

(1) 向家属解释一氧化氮可有效降低患儿的肺动脉高压,改善氧合。

(2) 正确建立一氧化氮系统,准确定标,清除废气。

建立一氧化氮系统,备好一氧化氮气瓶、流量控制设备以及监测仪等必需的仪器。在开始治疗前检查一氧化氮气瓶上的压力表。如果压力低于 200 PSI(绝对压强)时应及时更换一氧化氮气瓶。将一氧化氮系统连接到患儿的呼吸机管道上,尽量把一氧化氮从最接近患儿处给入,以减少一氧化氮与氧气的接触时间。测量一氧化氮和二氧化氮浓度的感应线应放置在呼吸机管道送气口(靠近气管插管处)。感应线测量实际输送到患儿的一氧化氮、二氧化氮浓度,避免中毒。清除患儿呼出的废气,可以采用在呼吸机出气口连接活性碳过滤器或连接呼吸机出气口至中央负压吸引。

当一氧化氮泄露时,关闭一氧化氮流量表和气瓶上的总开关。打开门窗,增加空气交换。

(二) 保证患儿获得安全而有效的一氧化氮治疗

(1) 监测患儿对一氧化氮治疗的反应:经肺动脉漂浮导管持续监测肺动脉压;监测氧合状态,包括脉搏氧饱和度(SaO_2)和常规血气分析。如果患儿氧合状态得到改善,可降低一氧化氮吸入浓度。

（2）及时发现潜在的并发症：持续监测记录二氧化氮浓度，如达到或超过 1 ppm 应及时报告；观察患儿是否出现二氧化氮中毒的征象，如寒战、发热等；定期监测血液中高铁血红蛋白浓度，如超过 2％应及时告知医生，高铁血红蛋白不能携带和运送氧气，如浓度过高会发生低氧血症；监测患儿血小板计数，由于一氧化氮可抑制血小板的聚集，所以治疗前和治疗中应监测患儿血小板计数，尤其有出血倾向的患儿。

处理方法：立即降低一氧化氮浓度或终止一氧化氮吸入，给予输血、维生素 C 或亚美蓝。维生素 C 和美蓝都能减少平滑肌细胞上的鸟苷酸环化酶，抑制一氧化氮的作用。

（三）保证正常的肺动脉压和适当的氧合

（1）密切监测患儿肺动脉压和氧合情况。

（2）在一氧化氮治疗期间，正确适当地进行护理干预，保证治疗的顺利进行；如果患儿的肺动脉压力下降，就可以减少一氧化氮吸入浓度；如果患儿出现肺动脉压力升高，SaO_2 下降，则应增加一氧化氮浓度和氧气浓度；如果患儿的病情得到控制，氧合改善，则一氧化氮需要逐渐减量直至撤离，避免突然撤离导致肺动脉压反弹；撤离过程中，密切观察患儿的肺动脉压力和氧合情况。

（四）缓解心理压力

减少家属在患儿接受呼吸机正压通气和一氧化氮治疗期间的压力，提供恰当的充分解释和必要的心理支持。

八、治疗期间注意事项

（1）设定流量后，一氧化氮浓度会随患儿的分钟通气量以及呼吸机基础气流的变化而变化，当上述数值发生明显变化时，注意及时调整一氧化氮流量，以维持稳定的一氧化氮浓度。

（2）一氧化氮钢瓶使用期间，流量表面向外侧，每小时查看一氧化氮钢瓶的压力表数值，当压力表读数低于5 MPa 时，准备备用一氧化氮钢瓶及流量表，压力表读数低于1 MPa 时，更换一氧化氮。

一氧化氮在早产儿重症治疗中的重要性越来越得以显现，因为具有选择性地扩张肺血管增加氧合的特性，进行一氧化氮治疗必须谨慎地选择适应证，治疗过程中需要进行严密的监测和细致的护理，以保证患儿获得安全、有效的治疗。

（郑如意）

参考文献

[1] BANDY DP，DONN SM，NICKS JJ，et al. A comparison of proximal and distal high-frequency jet ventilation in an animal model. Pediatr Pulmonol，1986，2：225 - 229.

[2] BOROS SJ，MAMMEL MC，COLEMAN JM，et al. A comparison of high-frequency oscillatory ventilation and high-frequency jet ventilation in cats with normal lungs. Pediatr Pulmonol，1989，7：35 - 41.

［3］BOYNTON BR, VILLANUEVA D, HAMMOND MD, et al. Effect of mean airway pressure on gas exchange during high-frequency oscillatory ventilation. J Appl Physiol, 1991, 70: 701 - 707.

［4］CLARK RH. High-frequency ventilation. J Pediatr, 1994, 124: 661 - 670.

［5］DONN SM, ZAK LK, BOZYNSKI MEA, et al. Use of high-frequency jet ventilation in the management of congenital tracheoesophageal fistula associated with respiratory distress syndrome. J Pediatr Surg, 1990, 25: 1219 - 1221.

［6］DUBOIS AB, et al. Oscillation mechanics of lungs and chest in man. J Appl Physiol, 1956, 8: 587.

［7］FROESE AB, BRYAN AC. High frequency ventilation. Am Rev Resp Dis, 1987, 135: 1363 - 1374.

［8］HASELTON FR, SCHERER PW. Bronchial bifurcations and respiratory mass transport. Science, 1980, 208: 69 - 71.

［9］HENDERSON Y, CHILLINGWORTH FP, WHITNEY JL. The respiratory dead space. Am J Physiol, 1915, 38: 1 - 19.

［10］KESZLER M, DURAND DJ. Neonatal high-frequency ventilation. Past, present, and future. Clin Perinatol, 2001, 28: 579 - 607.

［11］KOCIS KC, MELIONES JN, DEKEON MK, et al. High-frequency jet ventilation for respiratory failure after congenital heart surgery. Circulation, 1992, 86 (suppl II): II - 127 - II - 132.

［12］MUSK GC, POLGLASE GR, BUNNELL JB, et al. High positive end-expiratory pressure during high frequency jet ventilation improves oxygenation and ventilation in preterm lambs. Pediatr Res, 2011, 69: 319 - 324.

［13］PEREZ FONTAN JJ, HELDT GP, GREGORY GA. Mean airway pressure and mean alveolar pressure during high-frequency jet ventilation in rabbits. J Appl Physiol, 1986, 61: 456 - 463.

[14] SLUTSKY AS. Mechanisms affecting gas transport during high-frequency oscillation. Crit Care Med, 1984, 12: 713 – 717.

[15] SLUTSKY AS. Lung injury caused by mechanical ventilation. Chest, 1999, 116(1 Suppl): 9S – 15.

[16] VENEGAS JG, FREDBERG JJ. Understanding the pressure cost of high frequency ventilation: why does high-frequency ventilation work? Crit Care Med, 1994, 22: S49 – S57.

[17] DONN SM, ZAK LK, BOZYNSKI MEA, et al. Use of high-frequency jet ventilation in the management of congenital tracheo-esophageal fistula associated with respiratory distress syndrome. J Pediatric Surg, 1990, 25: 1219 – 1222.

[18] ENGLE WA, YODER MC, et al. Controlled prospective randomized comparison of HFJV and CV in neonates with respiratory failure and persistent pulmonary hypertension. J Perinatol, 1997, 17: 3 – 9.

[19] GONZALEZ F, HARRIS T, BLACK P, et al. Decreased gas flow through pneumothoraces in neonates receiving high-frequency jet versus conventional ventilation. J Pediatr, 1987, 110: 464 – 466.

[20] HARRIS TR, BUNNELL JB. High-frequency jet ventilation in clinical neonatology. In: Pomerance JJ, Richardson CJ, editors. Neonatology for the clinician. Norwalk: Appleton & Lange, 1993: 311 – 324.

[21] KESZLER M. High-frequency ventilation: evidence-based practice and specific clinical indications. NeoReviews, 2006, 7(5): e234 – e249.

[22] KESZLER M, DURAND D. High-frequency ventilation: past, present, and future. Clin Perinatol, 2001, 28: 579 – 607.

[23] KESZLER M, DONN S, BUCCIARELLI R, et al. Multi-center controlled trial of high-frequency jet ventilation and conventional ventilation in newborn infants with pulmonary interstitial emphysema. J Pediatr, 1991, 119: 85 – 93.

［24］AL-JAZAERI A. Repair of congenital diaphragmatic hernia under high-frequency oscillatory ventilation in high-risk patients: an opportunity for earlier repair while minimizing lung injury. Ann Saudi Med, 2014, 34: 499 - 502.

［25］CHEN DM, WU LQ, WANG RQ. Efficiency of high-frequency oscillatory ventilation combined with pulmonary surfactant in the treatment of neonatal meconium aspiration syndrome. Int J Clin Exp Med, 2015, 8: 14490 - 14496.

［26］CLARK RH, GERSTMANN DR, NULL DM, et al. Pulmonary interstitial emphysema treated by high-frequency oscillatory ventilation. Crit Care Med, 1986, 14(11): 926 - 930.

［27］CLARK RH, GERSTMANN DR, NULL JR DM, DELEMOS RA. Prospective randomized comparison of high-frequency oscillatory and conventional ventilation in respiratory distress syndrome. Pediatrics, 1992, 89(1): 5 - 12.

［28］CLARK RH, GERSTMANN DR, JOBE AH, et al. Lung injury in neonates: causes, strategies for prevention, and long-term consequences. J Pediatr, 2001, 139(4): 478 - 486.

［29］COOLS F, OFFRINGA M, ASKIE LM. Elective high frequency oscillatory ventilation versus conventional ventilation for acute pulmonary dysfunction in preterm infants. Cochrane Database Syst Rev, 2015, 3, CD000104.

［30］COURTNEY SE, DURAND DJ, ASSELIN JM, et al. High-frequency oscillatory ventilation versus conventional mechanical ventilation for very-low-birth-weight infants. N Engl J Med, 2002, 347(9): 643 - 652.

［31］GERSTMANN DR, WOOD K, MILLER A, et al. Childhood outcome after early high-frequency oscillatory ventilation for neonatal respiratory distress syndrome. Pediatrics, 2001, 108(3): 617 - 623.

［32］GREENOUGH A, PEACOCK J, ZIVANOVIC S, et al. United Kingdom Oscillation Study: long-term outcomes of a randomised trial of two modes of neonatal ventilation. Health Technol Assess, 2014, 18: v - 95.

[33] HiFO Study Group. Randomized study of high-frequency oscillatory ventilation in infants with severe respiratory distress syndrome. HiFO Study Group. J Pediatr, 1993, 122 (4): 609 - 619.

[34] JOHNSON AH, PEACOCK JL, GREENOUGH A, et al. High-frequency oscillatory ventilation for the prevention of chronic lung disease of prematurity. N Engl J Med, 2002, 347 (9): 633 - 642.

[35] KACZKA DW, HERRMANN J, ZONNEVELD CE, et al. Multifrequency oscillatory ventilation in the premature lung: effects on gas exchange, mechanics, and ventilation distribution. Anesthesiology, 2015, 123: 1394 - 1403.

[36] KESZLER M, DONN SM, BUCCIARELLI RL, et al. Multicenter controlled trial comparing high-frequency jet ventilation and conventional mechanical ventilation in newborn infants with pulmonary interstitial emphysema. J Pediatr, 1991, 119(1 Pt 1): 85 - 93.

[37] KINSELLA JP, TRUOG WE, WALSH WF, et al. Randomized, multicenter trial of inhaled nitric oxide and high-frequency oscillatory ventilation in severe, persistent pulmonary hypertension of the newborn. J Pediatr, 1997, 131 (1 Pt 1): 55 - 62.

[38] MIGLIAZZA L, BELLAN C, ALBERTI D, et al. Retrospective study of 111 cases of congenital diaphragmatic hernia treated with early high-frequency oscillatory ventilation and presurgical stabilization. J Pediatr Surg, 2007, 42: 1526 - 1532.

[39] PARANKA MS, CLARK RH, YODER BA, et al. Predictors of failure of high-frequency oscillatory ventilation in term infants with severe respiratory failure. Pediatrics, 1995, 95(3): 400 - 404.

[40] The HIFI Study Group. High-frequency oscillatory ventilation compared with conventional mechanical ventilation in the treatment of respiratory failure in preterm infants. N Engl J Med, 1989, 320(2): 88 - 93.

[41] THOME U, KOSSEL H, LIPOWSKY G, et al. Randomized comparison of high-frequency ventilation with high-rate intermittent positive pressure ventilation in preterm infants with respiratory failure. J Pediatr, 1999, 135(1): 39 - 46.

[42] TRUFFERT P, PARIS-LLADO J, ESCANDE B, et al. Neuromotor outcome at 2 years of very preterm infants who were treated with high-frequency oscillatory ventilation or conventional ventilation for neonatal respiratory distress syndrome. Pediatrics, 2007, 119: e860 - e865.

第八章
常用的气道护理技术

第一节　机械通气时气道内吸引

　　机械通气技术的广泛应用使得很多呼吸衰竭的早产儿得到了成功救治。同时过度依赖通气、肺部正常呼吸生理及呼吸力学的改变会导致呼吸功能减退以及气道廓清能力下降。因此,需要根据新生儿自身生理特点进行全面、精准的呼吸功能评估,并进行适宜的呼吸功能康复,以尽快移除气管插管,缩短机械通气时间。

　　气道内吸引(endotracheal suctioning,ETS)是呼吸管理和机械通气的重要组成部分,即从人工气道内将肺内分泌物吸出,整个过程包括患儿的准备、吸引以及后续护理。一方面,气管导管(endotrachealtracheal tube,ETT)的存在会抑制呼吸道纤毛运动,减弱咳嗽反射,并绕过上气道生理加温湿化功能,显著降低分泌物排出能力;另一方面,气道内分泌物会增加气道阻力,导致肺不张,降低肺顺应性,增加呼吸做功,引发低氧血症。美国呼吸治疗协会（American Association for Respiratory Care，AARC）指出，有效的气道内吸引可以帮助插管患儿改善气体交换，降低吸气峰压、气道阻力，增加肺顺应性和潮气量，提高血氧饱和度。

在新生儿重症监护病房（neonatal intensive care unit，NICU），机械通气时进行气道内吸引是常见且必要的侵入性操作，有可能伴随不良事件的发生，包括缺氧、心动过缓、心律失常、颅内压升高、感染、气道黏膜损伤、出血、气胸和肺不张等。因此，制订机械通气时气道内吸引操作指引能促进这一操作规范化实施，保证安全。

一、吸引指征与禁忌证

由于新生儿执行气道内吸引过程的相关风险和对气管支气管黏膜的损伤，新生儿吸痰应基于对患儿临床状况的评估，而不应该作为机械通气时常规护理的一部分。当出现以下情况时考虑进行气道内吸引：

（1）人工气道内出现可见的分泌物或血液。

（2）双肺听诊湿啰音、痰鸣音或呼吸音降低。

（3）氧饱和度下降，或伴有二氧化碳潴留且怀疑是气道分泌物增多引起。

（4）出现急性呼吸窘迫的表现，如呼吸频率增加、三凹征等，考虑为气道堵塞引起。

（5）呼吸机监测面板上出现锯齿样的流速/或压力波形，且排除是管路积水/或抖动等引起。

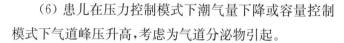

（6）患儿在压力控制模式下潮气量下降或容量控制模式下气道峰压升高,考虑为气道分泌物引起。

（7）反流误吸。

目前国内外各类研究均未能确定最佳的吸引频率,因此,吸引频率的选择需根据病情个体化评估。不宜定时吸痰,应按需吸痰。对于肺出血的患儿,气道内吸引的指征尚无太多报道,应根据患儿出血量大小、发生气道堵塞和生命体征变化的情况进行评估,适时吸引。

早产儿气道内吸引无绝对禁忌证,若为了避免可能存在的不良反应而停止吸引操作,可能导致生命危险。临床实践中,考虑到药物的疗效,使用肺表面活性物质治疗后短时间内原则上尽量避免吸引操作。在某些特殊情况下如存在颅内压升高的可能,在气道内吸引之前需采取措施,以免吸引操作导致颅内压升高,造成严重后果。

二、气道内吸引管型号选择

气道内吸引的不良反应主要与吸引负压有关。当吸引管的外径（external diameter，ED）超过人口气道导管内径（internal diameter，ID）的 1/2 时,会显著降低气道内压力和呼气末肺容积。通过数学模型以及体外模型发现,吸引管 ED 越大,吸引压力越大,吸引效果最好,但同时因吸引造成的肺萎陷也越大。有研究表明,对于早产儿吸引管 ED 与 ETT ID 之比（ED：ID）为 1/2～2/3,可以确保在负压吸引排出空气的同时,氧气能够继续进入肺部,同时也降低了黏膜损伤和肺不张的概率。2015 年中国台湾早产儿气道内吸引指南建议的 ETT 内径对应选择的吸引管型号如下(表 8 - 1)。

表 8 - 1 早产儿 ETT 内径与选择吸引管型号

ETT 内径(mm)	选择吸引管型号(Fr)
2.5	6
3.0	6
3.5	6~8

三、吸引前预充氧

增加患儿的氧合储备作为一种干预措施,能将气道吸引所导致的低氧血症相关并发症风险降到最低。尽管预充氧已广泛运用于临床,但预充氧不应作为新生儿常规进行,而应该在经皮血氧饱和度(percutaneous oxygen saturation,SpO_2)低于正常值时进行;同时高氧可能导致吸收肺不张、早产儿视网膜病变(retinopathy of prematurity,ROP)、慢性肺部疾病(chronic lung disease,CLD)等重要疾病相关。一项 Mate 分析建议预充氧不应该常规应用于吸引流程,若在此次吸引时出现 SpO_2 下降,则在下次吸引前 30~60 秒以及吸引后 1 分钟在基础 FiO_2 上增加 10%~20%;所有需要气道内吸引的新生儿必须监测 SpO_2,并且根据吸引时临床状况的变化,可采用个体化的高氧参数。由于已知的高氧风险,建议一旦 SpO_2 稳定,FiO_2就恢复到基础水平。

四、负压吸引与吸引深度

在气道内吸引时施加负压会损伤黏膜,而黏膜损伤的程度与使用负压的大小、时间长短以及导管的插入深度直接相关。在将负压装置连接到吸引管之前,以及在每次操作之前,必须通过堵塞吸引管的末端来检查负压装置。目前尚无最大吸引压力水平的参考数据。采用的压力大小应为可有效清除分泌物的最低压力,痰液黏稠时可适当增加吸引压力。根据美国儿科学会制订的新生儿复苏计划,负压的推荐不超过 100 mmHg。AARC 建议新生儿气道内吸引的负压为 80～100 mmHg。

根据吸引的深度,可分为深吸引与浅吸引两种方法。深吸引是指在进行气道吸引时,置入吸引管直至遇到阻力后将导管拔出 1 cm 后再施加负压进行吸引,而浅吸引指将导管插入预定的深度,即 ETT 的长度加上外接的长度。Bailey 等通过研究家兔评估深吸引和浅吸引对气道损伤的程度,结果发现接受浅吸引组气管支气管组织几乎没有坏死,而深吸组支气管黏膜紊乱,黏液分泌增多,黏膜及黏膜下炎症增多,大部分纤毛脱落。一项 Cochrane 综述发现,没有足够的证据来确定或推荐哪种气道内吸引方法对机械通气的早产儿更有效,但现有的证据显示深吸引对气管和支气管有损伤,因此建议使用浅吸引法。

五、吸引时间与重复吸引次数

吸引应在尽可能短的时间内完成。大多数研究者建议将单次负压吸引时间限制在 10～15 秒,因为持续时间越长,发生低氧血症、黏膜损伤和肺容量损失的风险就越大。为了防止低氧血症、黏膜和其他相关损伤,重复吸引的次数应尽可能少。每次吸引时,导管的尺寸和设置压力的大小都会影响重复吸引的次数。一般来说,1～2 次的吸引可以有效清除分泌物。在两次吸引的间隙,需要给患儿一定恢复时间,让其氧合回到基线。对于早产儿应评估其耐受程度和痰液清除状况,根据情况增加吸引次数,而不是延长单次吸引时间。每次吸引后需给予休息时间至生理参数恢复再进行下一次吸引。对于生命体征不稳定的早产儿,若使用开放式吸引系统,建议由两位护理人员共同操作:一位负责呼吸机管道脱开与连接操作,另一位执行吸引操作。若只有一位护理人员执行气道内吸引时,可先调整呼吸机管路与气管导管接头松紧,以便于单手操作执行,缩短早产儿离开呼吸机的时间。持续吸引的定义是在吸引管移除过程中均施加负压,间断吸引是指在吸引管移除过程中间断施加负压。建议当吸引管到达指定位置后,边退出边施加负压,实际施加负压的时间不超过 5 秒。

六、封闭式吸引

根据吸引导管的选择,气道内吸引有开放式吸引与封闭式吸引两种方法。开放式吸引是指将呼吸机与人工气道断开连接,而封闭式吸引则是将吸引导管连接至呼吸机管路中,在不断开呼吸机与患儿连接的情况下,进行吸引。理论上,患儿在气道内吸引操作期间,封闭式吸引能保证患儿不间断的机械通气,最大限度减少 SpO_2 下降,减少肺不张的发生。

与开放吸引相比,密闭式吸引虽然操作频率增加,但每次使用的护理时间减少。这可能与封闭吸引造成 SpO_2 和血压变化较少、肺不张较少以及恢复基线生理参数所需的时间较短有关。为了避免肺泡萎陷和低氧血症恶化,特别是在有明显的肺部疾病和需要高 PEEP 的早产儿中,建议使用密闭式吸引系统。考虑到 ELBW 及超早产儿的潮气量极小,封闭式吸引有可能会增加机械通气死腔,影响通气效果,使用过程中需根据患儿血气分析或者经皮二氧化碳分压结果进行相应的呼吸机参数调节。

封闭式吸引可以限制呼吸道传染病尤其是传染性强如新型冠状病毒黏液颗粒的气溶胶化,从而防止感染在患儿之间和患儿与医护人员之间的传播。

详见"常用的气道护理技术:密闭式吸痰"。

七、生理盐水溶液灌洗

从理论上推测,生理盐水溶液灌洗能使分泌物稀释松解,有助于顽固分泌物的排出。然而,并没有足够的证据支持此项推测。此外,生理盐水溶液灌洗可能导致的不良反应较多,包括:心律失常、黏膜和呼吸道纤毛的损伤、支气管痉挛、肺不张以及颅内压增加等。在气道内吸引的同时注入生理盐水溶液可能会导致下呼吸道污染物扩散,增加呼吸机相关性肺炎的风险。

常规气道内吸引不建议 0.9%氯化钠溶液灌洗,但允许在分泌物黏稠时适当使用。如需使用,建议给予生理盐水溶液气道灌洗的剂量为 0.1 mL/kg(最大剂量 0.5 mL)。

八、促进排痰相关措施:吸引前胸部物理治疗

胸部物理治疗(chest physical therapy,CPT),可以协助清除气道分泌物,减少气道阻力,改善呼吸做功和气体交换。虽然已证明 CPT 对无机械通气的儿童肺不张有效,但对早产儿肺不张有效性的研究结果尚不一致。在早产儿中,CPT 被用于预防和治疗肺不张和肺实变,其积极作用包括改善氧合,增加分泌物的清除。然而,CPT 也可能导致不良事件发生,例如低氧血症、肋骨骨折、脑室出血等,特别是对于极低出生体重新生儿。常用的传统 CPT 包括如胸部叩击、振动以及体位引流和吸引。

在获得进一步的证据之前,我们认为在特定情况下使用 CPT 是有必要的,前提是在治疗期间保持患儿头部位置的稳定;具备相应的指征包括分泌物过多、潴留及黏液堵塞引起的肺不张等。肺不张可以通过肺部彩超或者

放射影像学资料判断。CPT 的相对禁忌证包括病情危重、血流动力学不稳定、肺出血、凝血功能障碍、颅内高压和肺动脉高压等。

九、疼痛管理

早产儿不仅能感觉到疼痛,而且与足月儿相比对疼痛的反应更强烈。疼痛管理不足可能会导致大脑组织发育过程的永久性改变,还可能对未来学习和记忆能力产生不良影响。一项多中心 RCT 显示对早产儿的抚触和采用"鸟巢姿势"对其体位进行支撑,可缓解其疼痛。两人操作时,一人一手握住患儿双膝屈曲移向髋部,另一手呈杯状轻轻环住固定头部。一人操作时,早产儿可位于"鸟巢"内,用布协助包裹身体,使其姿势为双膝屈曲,双手靠近身体中线,两次吸引间隔中可用手放置于早产儿身上进行安抚。最新 RCT 结果提示,与常规护理相比,"鸟巢姿势"护理使早产儿疼痛评分更低,可以减少早产儿的心率变化。"鸟巢姿势"可以缓解极低出生体重新生儿的疼痛,是一种对发育敏感的、非药理学的舒适措施,因此,强烈推荐"鸟巢姿势"作为一种非药物性且安全用于疼痛管理的方法。

十、吸引后监护

气道内吸引作为一项侵入性操作,需严密监测患儿的生命体征,直到所有生理参数恢复到基线值,避免不良事件的发生。操作后应严密监测患儿氧饱和度、肤色、呼吸、心率、血压；分泌物的性状，如颜色、体积、黏度；通气参数，如气道峰压、潮气量、气道阻力等，以判断操作的有效性。

十一、无菌操作

在执行气管插管患儿的气道内吸引操作时，因该操作可能会引发气溶胶传播，需遵循疾病控制与预防中心的指导意见进行相关的安全标准防护，提倡使用口罩、帽子、护目镜，穿隔离衣，佩戴无菌手套，以及操作前后进行手卫生。按照患儿疾病类型的不同，采取不同的防护措施。执行操作前应洗手，戴无菌手套。吸引过程必须保持无菌，避免污染。操作完成后，所有设备和用品应妥善处理或消毒。

十二、纤维支气管镜深部吸引

使用纤维支气管镜在可视的条件下吸痰，能较好地避免气道损伤。但由于支气管镜技术要求较高、操作复杂、费用较大，限制了在常规吸痰中的应用。在常规吸引效果不佳，且出现肺不张时，建议使用纤维支气管镜进行气道内清理或灌洗，以协助临床诊断与治疗。因早产儿ETT管径较小以及目前使用支气管镜型号的限制，对于超早产儿或超低出生体重儿，即使最小的纤维支气管镜也难以通过。因此，实施前需详细评估患儿的个体情况

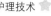

和临床指征,见表 8-2。

表 8-2　2020 年新生儿机械通气时气道内吸引操作指南

推荐项目	推荐意见	证据等级
吸引指征	不宜定时,应实施按需吸痰	B1
吸引禁忌证	气道内吸引无绝对禁忌证	D2
气道内吸引管型号选择	新生儿吸引管直径不应超过人工气道内径 1/2~2/3	C2
吸引前预充氧	预充氧不常规应用于吸引流程	D2
	若在吸引时出现氧饱和度下降,则立刻或在下次吸引前 30~60 秒及吸引后 60 秒在基础吸入氧浓度上增加 10%	B1
负压吸引压力	建议负压为 80~100 mmHg	D2
吸引时间	尽可能在最短的时间内完成吸引过程	A1
	整个吸引时间限制在 10~15 秒内,实施负压的时间不超过 5 秒	C2
重复吸引次数	最好 1~2 次完成吸引,避免超过 3 次以上的重复吸引	D2
密闭式吸引	推荐使用密闭式吸引系统	B2
	高氧浓度、高呼气末正压的患儿推荐使用封闭式吸引系统	B2
	当患儿存在呼吸道传染时,建议使用封闭式吸引系统	D2
0.9%氯化钠灌洗	气道内吸引的不建议常规使用 0.9%氯化钠溶液灌洗	C2
	仅在气道分泌物黏稠而常规治疗措施效果不佳时,注入生理盐水以促进分泌物排出	D2
促进排痰相关措施	不推荐乙酰半胱氨酸、盐酸氨溴索、糜蛋白酶气道内灌洗协助排痰	D2
	不推荐吸引前常规进行胸部物理治疗,仅在痰液多、黏稠或者出现肺不张时考虑使用,并在治疗期间稳定头部	D2

（续表）

推 荐 项 目	推 荐 意 见	证据等级
疼痛管理	建议使用"鸟巢姿势"减少早产儿气道内吸引操作时的疼痛	A1
吸引后监护	新生儿执行气道内吸引操作时，应严密监测患儿生命体征、分泌物的性状、机械通气参数	D1
无菌操作	在整个吸引过程中，应使用无菌技术	B1
纤维支气管镜深部吸引	纤维支气管镜不宜常规应用于新生儿气道分泌物的清除，可用于常规吸痰效果不佳或有明显肺不张且高度怀疑时分泌物阻塞引起的患儿	D2

注："证据等级"中 A、B、C、D 分别表示高、中、低、极低质量证据，1、2 分别表示强推荐和弱推荐。

第二节　密闭式吸痰技术

机械通气在 NICU 患儿中的应用率较高，在通气治疗过程中需要定期进行吸痰处理，若吸痰处理不当，易影响患儿的通气治疗效果。早产儿采用开放式气管内吸痰法，极易造成肺泡塌陷，血流动力学发生改变。密闭式吸痰是近年临床针对机械通气治疗患儿常采取的一种吸痰方式，优点为不中断呼吸机治疗，安全性高，避免交叉感染和污染环境，操作简单效果，能减少护理人员工作量。但在操作过程中需要掌握好方法，才能确保吸痰效果。密闭式吸痰管的结构见图 8-1。

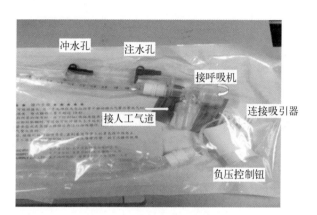

冲水孔　注水孔　接呼吸机　连接吸引器　接人工气道　负压控制钮

图 8‑1　密闭式吸痰管的结构

一、适应证

适用于机械通气的患儿。

二、优缺点

（一）优点

1. 控制感染方面

密闭式吸痰使患儿气道与外界相对隔离,防止环境、患儿、医务人员被污染。操作在密闭条件下进行,避免了分泌物对医务人员、患儿、物品的污染,保障了医疗护理工作的安全性。密闭式吸痰可以减少人为因素造成的污染及肺部感染的发生率。

2. 提高护理人员工作效率

与开放式吸痰相比,密闭式吸痰简化了吸痰过程,节省时间和人力,提高了工作效率。

3. 对心率血压的影响

传统开放式吸痰由于呼吸机断开,使得肺容量大幅减少,出现肺泡萎陷,动脉血氧饱和度降低,反射性心率增快和血压增高等。采用密闭式吸痰不用断开呼吸通路,早产儿肺容量降低少,有利于维持较好的氧合、防止出现反射性心率增快、血压增高。

4. 对血氧饱和度的影响

密闭式吸痰由于没有中断机械通气,肺容量的保存令肺泡没有萎陷。对早产儿氧合在吸痰时的影响要低于开放式吸痰。

(二) 缺点

只能清除气道内痰液,如需要吸引口鼻腔痰液,需开放式吸痰配合。密闭式吸痰管进入气道后,因管外薄膜限制,不能有效地进行旋转吸痰管吸痰。

三、评估

(一) 吸痰时机

按需吸痰,有效评估早产儿吸痰必要性。如早产儿存在突然缺氧症状、呼吸急促时,考虑是否为痰液堵塞气管所致。早产儿体位变化前后实施吸痰,防止大气管的痰液因体位改变而流向对侧气管。气道湿化后及时吸痰,避免痰液稀释后膨胀阻塞呼吸道。防止频繁吸引,引起呼吸道充血、水肿和分泌物增加。

（二）吸痰管选择

根据气管插管型号选择适当的吸痰管。吸痰管外径为气管插管内径的 $1/2 \sim 2/3$。

（三）痰液部位及性质的判断

听诊器放置 T3～T4 旁，听到支气管肺泡呼吸音"呼哈"声并夹杂"呲呲"声，表明分泌物黏稠，支气管内形成薄膜，痰液位于下呼吸道，这样可避免盲目操作，可辅以肺部物理疗法使痰液移至中心气道。

（四）湿化

指南不建议吸痰前常规使用湿化液，但是密闭式吸痰针对的多为机械通气的早产儿，如吸入气体湿化不足，黏稠的痰液更易积聚于支气管，严重妨碍通气功能，故应按需进行气道湿化。

（五）压力选择

足月儿＜200 mmHg；早产儿＜100 mmHg

四、影响吸痰效果的因素

（1）密闭式吸痰患儿，气管湿化不足时，分泌物黏稠，存在结痂或吸引困难。气管湿化过度，分泌物过于稀薄，又造成吸引不尽。

（2）长时间一个体位的患儿，或病情危重等原因不常规翻身的患儿，痰液堆积，影响吸痰效果。建议有创通气的患儿，常规 2～4 小时翻身一次。

（3）吸引负压不足，影响吸痰效果。

（4）吸痰时机判断错误。过于频繁地吸痰操作,可引起呼吸道充血、水肿,而长时间不吸痰或者错过吸痰时机,也会造成痰液堆积结痂,吸引困难。

（5）密闭式吸痰管尺寸不合适。密闭式吸痰管内径过小,不利于痰液的吸引。若内径过大,在吸痰时容易引起通气无效腔过大,不利于氧合维持。

（6）吸痰装置故障或吸痰通路连接不畅。临床需保证吸引器处于正常使用状态,如出现故障,会影响吸痰效果。同样,需保证吸引器与吸痰收集装置、吸痰管、密闭式吸痰管、气管插管整个通路的连接顺畅。

五、操作步骤

在密闭式吸痰操作前,适当提高呼吸机氧浓度和压力,一只手拿吸痰管与负压吸引进行有效连接,拇指或食指对吸引阀进行有效的控制,另一只手将吸痰管沿着气管插入所需要的深度,通常超过插管前端 0.5 cm,吸痰管薄膜的保护套随着吸痰管插入变得皱缩,按压负压控制钮,持续 10 秒左右。一边吸痰一边将吸痰管撤出。完成吸痰后,将吸痰管抽回黑色指示线位置,并利用冲洗液对管腔内痰液进行有效清洗。

第三节 浅 吸 痰

近年来,新生儿的气道管理中强调加强机械通气管理,降低早产儿颅内出血的危险。如进行不正确的气管内吸引或一些不舒适的护理可致血压波动而促发脑室内血管破裂出血,引发脑室周围-脑室内出血(periventricular hemorrhage-intraventricular hemorrhage, PVH-IVH)。

护士对吸痰管插入深度的判断存在一定的主观性和盲目性。传统深层吸痰,是将吸痰管插入气管导管内直到遇到阻力后上提 0.5～1.0 cm 再进行负压吸引。出生 1～30 天的婴儿平均声带上缘至气管隆突为 4.80± 0.52 cm。传统吸痰手法在这种短距离下吸痰容易造成气管内黏膜的损伤,有研究认为当吸痰管插入的深度超越隆突下 2 cm 容易损伤气管隆突而发生气漏。有报道当深层吸痰时,吸痰管可以刺激气道黏膜的迷走神经而导致心动过缓,并且可以引起更显著的气管支气管病理学的改变。浅吸痰对患儿刺激性少,符合维持稳定的血流动力学和循环功能的要求,有利于脑组织的灌注。

吸痰的目标是有效清理呼吸道内痰液,保持气道通畅,患儿无烦躁、发绀、呼吸困难等缺氧症状。浅吸痰因吸痰管插入深度不超过气管导管远端,这种方法可减少新生儿机械通气期间黏膜损伤,避免气道黏膜肉芽组织增生,减少慢性肺部疾病发生。浅吸痰是吸净气管导管内的痰液,由于吸痰管仅在气管导管内吸引,没有刺激新生儿气道黏膜,从而减少了黏膜痰液的分泌。有报道指出机械通气的患儿进行多次吸痰可引起其烦躁,吸痰引发的咳嗽还可造成颅内压增高,是导致早产儿脑室内出血的重要原因之一。因此建议采用浅吸痰,推荐在新生儿吸痰时吸痰管插入深度不超过气管导管,并作为一种常规性的吸痰方法。

护理要点

在进行浅吸痰操作过程中,为保证测量后的吸痰管送进气管导管进行吸痰而不受污染,将气管导管外露长度只保留约 4 cm,可以在减少无效腔气量的同时也减少吸痰管插入长度,使吸痰管容易进入气管导管。使用密闭式吸痰管吸痰时,每次核对插入深度与气管导管外刻度是否匹配。

深层吸痰对新生儿机械通气治疗存在不良影响,可增加颅内出血的危险,影响其日后的生存质量。浅吸痰可减少对机械通气对新生儿的影响,提高患儿舒适程度,且吸痰操作简单,易行。

第四节　雾　化　吸　入

随着新生儿医学的快速发展,极低出生体重儿、超低出生体重儿的存活率显著提高,但其呼吸和消化等系统的生理和代谢功能不成熟,生后近、远期并发症发病率仍远高于足月儿。呼吸系统疾病是早产儿最常见的并发症。机械通气是治疗呼吸功能不全和呼吸衰竭的重要措施,然而有创机械通气时,由于人工气道的建立可导致早产儿呼吸道正常的加温加湿功能减弱或消失,纤毛运动减弱,因此可造成分泌物排出不畅。雾化吸入疗法治疗呼吸道疾病可消除炎症、稀释痰液、解除支气管痉挛、改善通气功能、减少肺部并发症的发生。

可采用雾化治疗的新生儿科疾病主要包括:哮喘急性发作和非急性发作、肺炎、支原体肺炎急性期和感染后恢复期、急性喉炎、气管支气管炎、支气管肺发育不良、气管插管术中或术后等。

一、雾化吸入原理及优缺点

雾化吸入疗法是指用专用雾化装置将吸入药物分散成液体或固体微粒即气溶胶形式,使其悬浮于气体中,吸气时随气流进入呼吸道及肺内,使得药物直接作用于气道黏膜,达到洁净、湿化气道、局部和全身治疗的目的。

(一) 优点

雾化药物能够直达患处,为局部用药,可完全或部分代替全身给药,大大降低全身给药带来的潜在不良反应;雾化产生的药物雾滴能够清洁和湿化呼吸道分泌物;对具有不同症状的慢性呼吸道疾病患儿,可根据病情选用不同类型雾化吸入药物联合给药,制订个性化给药方案。

(二) 缺点

雾化吸入疗法主要适用于气道疾病,多为辅助治疗手段,对肺实质病变疗效较差,临床应用具有一定局限性;有些药物可刺激呼吸道,引发支气管痉挛、急性肺水肿、气道高反应性及过敏性休克等不良反应。需要选用专用雾化器,若操作不当或雾化药物过量,会导致肺泡内水分潴留,引发急性肺水肿,加重病情。

二、雾化吸入给药装置

临床上使用的雾化器大致可以分为 3 类:喷射雾化器(jet nebulizers)、超声雾化器(ultrasonic atomizers)、振动筛孔雾化器(mesh nebulizers)。其中喷射雾化器根据驱动原理不同,可以分为空气压缩雾化器和氧气驱动雾化器。

（一）喷射雾化器

喷射雾化器是目前临床上使用范围最广的雾化器类别,能使产生的药物雾滴颗粒超细,直径可 $<10~\mu m$,具有雾滴粒径小、雾化速度适中、操作简便等特性,在下呼吸系统疾病治疗中效果较好。由于喷射雾化器残留体积大,不适合雾化纳米混悬液。

（二）超声雾化器

超声雾化器是临床早期使用较多的雾化器类型,具有加热作用,容易破坏药物成分,不适合热敏成分药物;产生的气雾含水量多,有效药物颗粒浓度低,不适合混悬液药物;产生的雾滴较大,大部分药液沉积在口腔和喉部,不适合下呼吸道疾病治疗;药物剂量不宜控制。由于上述缺点,近年来超声雾化器使用呈下滑趋势。与喷射雾化器相比,超声雾化器释雾量较高,可用于雾化吸入激发等需要大释雾量的治疗。

（三）振动筛孔雾化器

振动筛孔雾化器的特点是雾化效率高,所产生的雾滴大小均匀可控,能够有效到达上下呼吸道发挥效用,与超声雾化相比,减少了超声产热对药物的影响;储药罐独立位于呼吸道上方,降低了雾化装置被污染的可能性;在雾化中可以随时添加药物。缺点是成本较高,可供选择的设备种类较少且筛孔容易堵塞,因而临床使用率不高。振动筛孔雾化器适用于雾化纳米粒子混悬液及稳定性较差的药物成分(表 8-3 和表 8-4)。

表 8-3　新生儿雾化器的优缺点

气溶胶发生器	优　点	缺　点
加压定量吸入器（pMDI）	输出的气溶胶颗粒大小更一致 耗时少 准备时间减少 减少污染 比一次性雾化器便宜 一些氢氟烷烃配方具有更理想的气溶胶粒径	技术问题 缺乏纯药物 pMDI 并非提供所有药物 新的氢氟烷烃制剂需要临床研究
喷射类雾化器	潮气量 被动合作 可以长期使用以提供高剂量 可使用药物广泛	昂贵且方便 低效和高度可变的气溶胶输出 许多环境因素影响气溶胶的大小和产量 悬浮液和黏性溶液的气雾性差 准备时间 耗费管理时间 潜在的污染 需要压缩气体

（续表）

气溶胶发生器	优　点	缺　点
超声波雾化器	可能比喷射雾化器和加压定量雾化器效率更高 潮气量 被动合作 可以长期使用以缓解高剂量	昂贵和不方便 需要电源 潜在的污染 可供使用的药物有限 准备时间 耗费管理时间

Data from Cole C. The use of aerosolized medicines in neonates. Neonat Respir Dis 10：4，2000.

表 8-4　雾化装置

雾化器类型	喷射雾化器	超声雾化器	震动筛孔雾化器
电源	压缩气体/电驱动	电驱动	电池、电驱动
可移动性	限制	限制	手提
治疗时间	长	中间	短
输出率	低	较高	更高
残余体积	0.8~2.0 mL	残留可变,但少	≤0.2 mL
连续使用	高	高	高
呼吸活性	低	低	低
性能变化	高	较高	低
温度	降低	增加	变化最小
浓度	增加	可变	变化最小
悬浮液	效率低	效率低	效率可变
变性	可能地	可能地	可能地
清洁	一次性使用	一次性使用	一次性使用
成本	价格便宜	价格贵	价格贵

Dolovich, M. B. and R. Dhand, et al. Aerosol drug delivery: developments in device design and clinical use. [J]. Lancet, 2011, 377 (9770): 1032-1045.

三、机械通气时雾化吸入

人工气道的建立改变了气溶胶输送的环境和方式。气溶胶从雾化装置中产生,在呼吸机的正压作用下通过管路和人工气道输送,最后进入下呼吸道,整个过程受到一系列复杂因素的影响。可用于机械通气患儿雾化吸入的装置有小容量雾化器(small—volume nebulizer)和加压定量吸入器(pressure meterdose inhaler,pMDI)。

(一) 小容量雾化器

小容量雾化器主要用于雾化吸入药液,如支气管舒张剂、激素、抗生素、表面活性物质、黏液溶解剂等,使用范围广,包括喷射雾化器、超声雾化器以及震动筛孔雾化器。喷射雾化器需要压缩气体驱动,有的呼吸机配备了雾化功能,雾化器的驱动气源由呼吸机吸气相气流中的一个分支提供,是呼吸机给患儿输送潮气量的一部分,因此不会影响呼吸机工作。由于只在患儿吸气时产生气溶胶,故不会造成呼气相气溶胶的浪费。有的呼吸机,未配备雾化功能,只能应用额外的压缩气源驱动,外接气流增大了潮气量,影响呼吸机供气;增加了基础气流,容易造成患儿触发不良;持续雾化也会造成呼气相气溶胶的浪费。

使用未配备雾化功能的呼吸机时,如需进行雾化吸入,建议使用定量吸入器、超声雾化器或震动筛孔雾化器进行雾化吸入,以免影响呼吸机的送气功能。同时需适当下调呼吸机预设的容量或压力；必要时更改模式或支持力度，以保证有效通气量。

持续产生气溶胶的雾化器直接连接在 Y 型管或人工气道处，容易造成呼气相气溶胶的浪费，体外和体内研究结果均表明，使用呼吸机配备的能与自主呼吸同步的雾化器，气溶胶在下呼吸道的沉积量约为持续雾化器的 3 倍。当雾化器置于吸气肢管路距 Y 型管 15 cm 处时，需要关闭气流量；当雾化器置于加热湿化器进气口处时，需要下调气流量。小容量雾化器产生的气溶胶量大、持续时间长，而气溶胶会黏附在一些精密部件上（如流量传感器等），容易造成其损坏；雾化时应在呼气端连接一个过滤器以吸附气溶胶，过滤器需定期检测或更换，以防气溶胶的吸附造成阻力增加，影响患儿呼气，导致内源性 PEEP 产生或增加等。

（二）加压定量吸入器

使用前需要上下摇动 pMDI，雾化吸入时需注意在呼吸机送气初同步按压 pMDI。精确控制 pMDI 与呼吸机送气同步，能有效提高气溶胶输送。在呼吸机送气初按压 pMDI，两喷之间间隔 15 秒；使用前上下摇动 pMDI 即可，两喷之间无须再次摇动。

在机械通气儿者应用 pMDI 需用储雾罐连接，而储雾罐形状多样。研究结果显示，腔体状储雾罐的肺内沉积量最高，直角弯头状装置最低。机械通气应用 pMDI 时，宜选择腔体状储雾罐连接。

体外研究结果显示,pMDI 连接腔体状储雾罐放置于不同位置,气溶胶的肺内沉积量有所差异。置于吸气肢管路 Y 型管处最多,加热湿化器前 15 cm 处最少。临床研究也证实,将 pMDI 及储雾罐置于吸气肢 Y 型管处疗效好。

四、机械通气时特有的影响因素

(一) 加热湿化

体外研究和临床研究结果显示,与不使用加热湿化器相比,使用加热湿化器后雾化吸入时气溶胶在肺内的沉积量下降。这可能是由于气溶胶在温暖湿润的环境中吸附水分后直径增大所致。如果为避免上述情况而关闭加热湿化器,则需要一定时间使管路完全干燥,长时间的干燥气体吸入会造成呼吸道黏膜损伤等不良反应。权衡利弊,在雾化治疗时不关闭加热湿化器,可适当增加药量;如应用 pMDI 需连接干燥的储雾罐,使用完毕后立即取下。当使用人工鼻进行温湿化时,由于人工鼻可吸附大量气溶胶,雾化吸入时需要将人工鼻暂时取下。

(二) 药物剂量

由于机械通气时雾化吸入的效率不及普通患儿自主吸入,因此机械通气时应适当增加吸入药物的剂量。支气管舒张剂是雾化吸入最为常用的药物,当吸入药物剂量增加一倍时可达到支气管扩张效果。再增加剂量,疗效无明显增加而不良反应明显增大。机械通气时应缩短雾化吸入间隔时间,增加治疗次数。

（三）输送气体的密度

机械通气时由于送气流量过高,容易在气道狭窄处形成湍流,导致气溶胶在呼吸机管路和人工气道内发生撞击。氦-氧混合气体因密度低,在气道内多形成层流,可减少气溶胶撞击而增加其在肺内的沉积量。体外研究结果显示,与应用纯氧输送气溶胶相比,80/20 的氦-氧混合气体可提高肺内沉积量达 50%,而且气体密度越低,气溶胶输送效率越高。然而,从卫生经济学角度分析,氦-氧混合气体成本较高,不宜常规使用。当气道狭窄难以输送气溶胶如重症哮喘发作时,或者需要雾化吸入昂贵药物时,可考虑应用。

如果用氦-氧混合气体驱动喷射雾化器产生气溶胶,由于密度较低,产生气溶胶的效率降低,因此其驱动的气流量需要增大,一般是应用氧气驱动气流量的 1.5～2 倍以上。一个优选的方法是仍应用压缩氧气或空气驱动喷射雾化器,用氦-氧混合气体输送气溶胶。应用氦-氧混合气体代替空氧混合气体作为呼吸机的供气源时,会影响呼吸机的性能,因此在使用前需重新检测呼吸机。

（四）人工气道

体外研究结果显示,气管切开时路径短,雾化吸入时输送至下呼吸道的药量较气管插管多。当气管切开患儿脱机但未拔管时,如果需要使用小容量雾化器吸入,用 T

管连接与用气管切开面罩相比,药物进入下呼吸道的量更高。如果雾化同时用简易呼吸器辅助通气,进入下呼吸道的药量增加3倍。

（五）呼吸机管路

呼吸机管路中往往有较多接头和弯头,例如连接 Y型接头与人工气道之间的直角弯头,呼吸机送气时容易在这些部位形成湍流,导致雾化时药物大量沉积,输送至下呼吸道的药量降低。雾化吸入时,尽量减少呼吸机管路打折,避免使用直角弯连接口。

（六）呼吸机设置

为了有效地输送气溶胶到下呼吸道,呼吸机输送的潮气量必须大于呼吸机管路和人工气道的容量。高流量可产生涡流,涡流中的气溶胶很容易发生碰撞而形成较大的液滴,无法进入下呼吸道。因此,雾化吸入时宜设置低流量和方波送气,以及较长的吸气时间,有利于气溶胶在肺内的沉积。

机械通气时影响雾化吸入的因素繁多,操作步骤见表 8-5。

五、雾化吸入疗效的评价

（一）肺内沉积率

利用放射性物质吸入以计算不同条件下肺内沉积率。对于建立人工气道的患儿,由于药物吸入过程中不经过消化道吸收,因此也可通过检测血或尿的药物浓度来反映进入肺内的药量。

（二）药物疗效

支气管扩张剂的雾化吸入可迅速有效地解除支气管平滑肌痉挛。评价指标包括喘息症状、肺部干啰音等体征，以及呼吸力学指标的改善率。在机械通气的患儿，可通过气道阻力、肺顺应性以及内源性呼气末正压（PEEPi）等进行评价。

计算公式：$Raw = (Ppeak - Pplat)/Flow$

其中 Raw 为气道阻力，Ppeak 为气道峰压，Pplat 为平台压，Flow 为容量控制通气模式下方波送气时的气体流量。然而，气道阻力改善多少判定为阳性，目前尚无定论。

（三）其他药物影响

前列环素吸入前后肺动脉压的变化，抗生素吸入前后肺部病原体的定植率等都是药物吸入疗效的评价指标。

六、无创通气时雾化吸入

无创正压通气时，漏气量越大，气溶胶吸入越少。当使用带呼气阀的面罩时，小容量雾化器的气溶胶输送效率较普通面罩低，但对 pMDI 无明显影响。雾化器的位置也会影响气溶胶的输送效率，研究结果显示将雾化器置于呼气阀与面罩之间，较之置于管路与呼气阀之间，可提高气溶胶输送效率（表 8 - 5）。

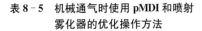

表 8‑5　机械通气时使用 pMDI 和喷射
雾化器的优化操作方法

pMDI	喷射雾化器
1. 查看医嘱,检查患儿,评价雾化剂时候用指征	1. 查看医嘱,检查患儿,评价雾化剂使用的指征
2. 充分吸痰	2. 充分吸痰
3. 握住 pMDI 使其温度接近体温,再上下摇动 2~3 次	3. 加入药液
4. 将其放在储物罐的接口处	4. 若应用人工鼻,需将其暂时取下,若应用加热湿化器可不用关闭
5. 若应用人工鼻,需将其暂时取下,若应用加热湿化器可不用关闭	5. 将基础气流下调至最下
6. 在送气初按压 pMDI	6. 连接并打开雾化器:① 呼吸机配备能随自主呼吸同步触发的雾化器,置于 Y 型管吸气端;② 外接气体驱动雾化器,置于吸气支管路距 Y 型管 15 cm 处,设置驱动气流量为 2~10 L/min,以及适当下调设置的容量或压力,必要时更换模式
7. 两喷之间间隔 15 秒;无须再次摇动 pMDI	7. 轻拍雾化器侧壁以便充分雾化
8. 观察患儿的情况,注意有无不良反应	8. 重新连接人工鼻,恢复雾化前的机械通气模式及参数
9. 重新连接人工鼻	9. 观察患儿的情况,注意不良反应
10. 记录并签字	10. 记录并签字

　　中华医学会呼吸病学分会呼吸治疗学组.机械通气时雾化吸入专家共识(草案)(2014 版).[J].中华结核和呼吸杂志,2014,37(11).

七、雾化吸入护理

(一) 保持呼吸道通畅

保持呼吸道通畅,如患儿呼吸道分泌物较多,应清除口、鼻腔分泌物,雾化前半小时尽量不要进食,避免雾化吸入过程中,气雾刺激引起呕吐。雾化前应先进行口腔护理,清除口腔内分泌物及食物残渣。

(二) 保持正确的体位

抬高上半身或床头抬高 30°,此体位有利于吸入,药液沉积到终末细支气管及肺泡。氧气湿化瓶内勿放水,以免液体进入雾化器内使药液稀释,使用时先接雾化器,再调节流量,氧流量一般为 6～8 L/min。流量小,产生的雾就小,当氧流量过大时,会导致雾化器连接口脱开。

(三) 雾化护理

吸入过程中,应手持雾化器,药杯一直保持竖立向上,有利于雾持续排出。吸入过程中观察患儿病情变化,如出现面色发绀、频咳等症状,应立即停止,并报告医生。症状缓解时,可用间断吸入方法。吸入时间根据药液量及雾量大小决定,至药液吸完,一般 15～20 分钟。根据病情按医嘱给予治疗次数,如每 12 小时一次或每 8 小时一次。雾化结束后,将雾化器分离,面罩、储物杯冲洗后,消毒、晾干待用,做到一人一套,防止交叉感染。

(四) 注意事项

雾化吸入治疗具有连续性,需要各班次护士的协作才能取得治疗效果。雾化后注意协助患儿排痰,拍胸背部,手掌呈中空杯状,由下向上、由外侧向内侧,使黏附在气管、支气管壁上的痰液在外力作用下脱落,易于排出。雾化时要防止药液进入眼睛必要时洗脸或用湿毛巾擦净,以清除残留在脸部的药物。

第五节　气道湿化技术

一、气道湿化技术的概述

正常机体对温湿化调节十分有效,鼻腔具有加温、滤过和湿化气体的功能,气体进入鼻腔,可加温到 30～34℃,相对湿度达 80%～90%,到达气管隆突时,温度已接近正常体温,相对湿度达到 98% 以上。呼出气含有饱和水蒸气,常使呼吸道丢失一部分水分,但呼出气通过鼻腔时温度下降,部分水蒸气凝结在鼻黏膜上,可保留其中 20%～25% 的热量和水分。上呼吸道是呼吸系统非特异性防御的重要组成部分,可保护气管和支气管黏膜,促进正常的纤毛运动,清除吸入气体中的有害物质、微生物及呼吸道分泌物。鼻腔和呼吸道是气体加温加湿的转换器。

人工气道是经口、鼻或直接经气管置入导管而形成的呼吸通道,以辅助早产儿通气及危重患儿抢救及其他肺部疾病的治疗。气道湿化是用湿化器将溶液或水分散成极细的微粒,以增加吸入气体中的湿度,呼吸道和肺吸入含足够水分的气体,达到湿润气道黏膜、稀释痰液、保持黏液纤毛正常运动功能的一种物理疗法。

机械通气时,气流通过气管插管直接进入气管,并且由于通气增加,使呼吸道水分蒸发较正常状态下增加明显,导致呼吸道干燥,黏膜纤毛清除功能减弱。通过对吸入气体进行加温湿化,向呼吸道输送水分,维持吸入气体的理想湿度和温度,可减少气道堵塞和慢性肺疾病发生的风险。这些影响若发生在较小早产儿,尤其是体温调节障碍和液体及能量限制的早产儿身上,后果相当严重。

对于较小早产儿,应用机械通气时,温湿化不够的气体会在短短几分钟内增加气道阻力,降低肺顺应性,增加漏气的风险。

二、气道湿化方法

(一)电热恒温湿化

呼吸机上多数装有电热恒温蒸汽发生器(简称"湿化器")。它可将水加温后,混入吸入气体中,起到加温加湿的作用。是临床常用且湿化效果较好的一种方法,使用时可将吸入气体相对温度保持在 $32\sim37℃$,相对湿度保持在 95% 左右。其湿化效率受气流量、水温和蒸发面积等因素的影响,可使吸入气体变为接近体温且接近饱和水蒸气的温热、潮湿气体,应警惕恒温调节失灵,导致水温骤升,引起喉痉挛、呼吸道烫伤等。使用时应进行吸入气体温度的监测。目前临床上应用的湿化器分为自动温度控制和非自动温度控制两种。自动温控的湿化器具备温度检测功能。

自动温度控制湿化器除了在机器上设置了高低两档(37℃和34℃)温度选择外(图8-2和图8-3),还在呼吸机管路吸气端设置了温度监测功能,一旦发觉温度过高能及时控制加热功率进行智能降温并做到提示报警。同样,探测到温度过低时,也会报警提示医护人员。

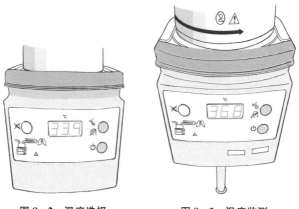

图8-2 温度选择　　　　　图8-3 温度监测

(二) 人工鼻

人工鼻又称湿热交换器(HME),能模拟鼻的湿度湿化、有效加温和滤过功能,从而维持呼吸道黏膜-纤毛系统的正常生理功能,保持呼吸道内恒定的温湿度,广泛用于建立人工气道的患儿(图8-4)。人工鼻对吸入气体加湿均匀,并有过滤作用,有效减少了痰痂形成、湿化过度等并发症。人工鼻是利用患儿呼出的气体来温热和湿化吸入气体,并不能额外提供

图8-4 人工鼻

热量和水分,不适用于脱水、低温或肺疾患引起的分泌物滞留者。

(三) 雾化吸入法

利用超声波将雾化液通过气流送入呼吸道,治疗呼吸道炎症,稀释痰液,促进排痰。临床根据患儿病情、痰量、痰培养及药敏实验结果决定加入何种药物及雾化吸入次数。

(四) 气道内直接滴注湿化

一种简单易行且普遍使用的湿化方法,对协助排痰方面效果显著,尤其是无须机械通气但又保留人工气道的患儿效果更加明显。临床上分间歇滴注和持续滴注两类。间歇滴注法是使用注射器一次性滴入气道1~2 mL湿化液,每两小时一次。通常在临床进行吸痰护理时同步进行,用于清理气道,但容易引起刺激性咳嗽、心率增快、氧饱和度下降、血压升高等并发症,故不推荐临床常规使用。因此有部分NICU单元采用持续滴注法:使用湿化液排气后,通过输液器、输液泵管进入气管导管内,再使用微量泵控制液速。速度根据呼吸道分泌物黏稠度、室内温湿度来调整,通常每小时不超过10 mL。持续

滴注符合气管丢失水分的生理需要,减少间歇滴注的不良反应。但相比于间歇滴注法,操作起来相对繁琐,同时对设备成本要求较高。

三、湿化液

湿化液的选择:湿化液是指吸入呼吸道后能湿润呼吸道黏膜,促进痰液排出,保持呼吸道黏膜纤毛系统正常运动的介质。临床湿化液在选择上主要有以下四种。

(一) 生理盐水

作为目前最常见的传统气道湿化液之一,常用于痰液较为稀薄的早产儿,优点有成本较低,使用方便等。但生理盐水在失水后发生浓缩,对气管刺激性增强。有研究显示,气管内滴注生理盐水吸痰,可导致 SPO_2 暂时下降,血压升高及发生刺激性咳嗽,增加 VAP 的感染风险。

(二) 0.45%氯化钠

采用0.45%氯化钠溶液湿化效果优于生理盐水。有研究证明,0.45%氯化钠为低渗溶液,水分蒸发后渗透压接近或达到等渗溶液,更符合生理需要。用其持续湿化气管,可使痰液稀释易被咳出,缩短吸痰时低氧血症的持续时间,也明显减少因反复吸痰导致的气管黏膜出血的危险。

(三) 灭菌注射用水

属于低渗液体,对痰液稀释能力较强,用于痰液黏稠且多的患儿。灭菌注射用水不含杂质,被广泛用于呼吸机常规气道湿化。

(四) 湿化温湿度的选择

人工气道温湿度湿化目标：吸入气体温度应维持在 33℃±2℃，不超过 37℃；相对湿度接近 95%～100%。临床使吸入气体相对温度保持在 32～37℃，相对湿度保持 95%～100%。吸入气体温度不宜过高或过低，若低于 20℃，可引起支气管纤毛运动减弱，气道过敏者还会引起应激性反应，诱发哮喘。若高于 40℃，也会造成支气管黏膜纤毛运动减弱或消失，而且会灼伤局部黏膜。

四、湿化效果评估

痰液黏稠度和吸引是否通畅是衡量湿化效果的可靠指标。一般情况下，吸出的分泌物少，但肺部听诊干、湿啰音，并不是没有分泌物，而是有分泌物但不易排出。可能原因是分泌物太黏稠，应提高湿化程度。湿化效果评价如(表8-6)。

表8-6 湿化效果评估表

湿化满意	湿化不足	湿化过度
分泌物稀薄，顺利通过吸痰管，气管导管内无结痂，早产儿安静，呼吸道通畅	分泌物黏稠，存在结痂或吸引困难，听诊气道内有干鸣音，早产儿可突然出现呼吸困难，缺氧加重、发绀及氧饱和度下降	分泌物过于稀薄，需要不断、频繁地吸引，肺部听诊可闻及较多痰鸣音，早产儿可有烦躁不安、人机对抗，可出现缺氧性发绀、氧饱和度下降、心率血压等改变

喻文亮,钱素云,陶建平.小儿机械通气.第4版.上海：上海科学技术出版社,2012.

五、影响湿化的因素

气道湿化的效果除了受湿化装置类型的影响之外，其他影响因素也很重要。气道湿化的最终目标是使气管隆突处的温湿度达到最佳标准。气体从呼吸机端到达气管隆突处需要经过湿化器、呼吸管路、Y型接口和气管导管等处，这期间气体需要经过很长的距离，通过不同直径的管路、外周条件和每一处的变化都会影响湿化的最终结果。

影响湿化的因素有很多，常见的有以下几种。

（一）湿化器加热温度与环境温度的差值

正常室温为 $22\sim24℃$。当室温较低时，较多水分冷凝在吸气回路中，致使吸入气体的湿化不足，甚至低于 $30\,mg/L$，致使呼吸道湿化不足，从而导致呼吸道分泌物黏稠。室温增高时，加热型湿化器湿化效果反而降低，并导致患儿呼吸道的分泌物相对黏稠。

（二）呼吸机管道内气体流速快慢或流量大小

VE 增大时吸入气体达到饱和就需要带入更多的水分，所以其他条件不变，VE 增大湿化效果降低。

（三）不同品牌之间湿化器的硬件差异

不同呼吸机出口温度不同，最终入湿化器口处的温度也不同，从而影响加热板的工作。

（四）加热板温度设定

湿化器加热板温度设定具有可调节，其湿化器出口处能达到的温度范围大约在 $40\sim60℃$，不同档位将提供不同的温度,目前认为调节加热板的档位使 Y 型接口处温度达 40℃时是最佳值。

（五）管路类型

普通的呼吸管路没有加温和保温的装置,气体从出湿化器口处到吸入端处的温度逐渐降低,易形成冷凝液。而带有加热丝的管路能保持管路中气体呈恒温状态,温湿化效果接近理想状态,并且不形成冷凝液,可降低管路细菌繁殖。

（六）体温

体温降低时使用加热型湿化器易导致湿化过度。其他湿化装置的效果也同样受很多因素影响。被动人工鼻也受体温影响,体温降低时易导致湿化不足。被动人工鼻在 VE 高于或低于 10 L/min 时,湿化效果差;但是主动人工鼻能保持很好的作用,并且 VE 在 3～25 L/min 变动时不会影响主动人工鼻的湿化效果。

美国呼吸治疗协会临床实践指南中关于有创机械通气和无创机械通气时的气道湿化,国外学者概括为如下几点:① 温度设定不合理;② 温度是预设的,不能根据临床评估来调节;③ 未能正确使用加热导丝:带有加热导丝的呼吸机管路常用于预防冷凝水的积聚。然而,应该注意的是,为控制冷凝水的形成,湿化灌出口处与 Y 型接口之间的气体会被加热,这样就会减少输送气体的相对湿度。下降的幅度取决于湿化灌出口处、患儿和当时治疗环境之间的温度梯度;④ 湿化灌内的水位线未达到厂家建议的水位线;⑤ 被动湿化（HME）是通过热湿

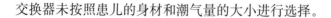

交换器未按照患儿的身材和潮气量的大小进行选择。

六、注意事项

（一）人工气道湿化不足的危害

1. 削弱纤毛的运动

气道内干燥使纤毛运送分泌物的时间延长。研究表明,吸入气体的湿度低于70%,纤毛运动发生障碍,湿度越低,纤毛运动越有障碍。

2. 排痰困难及缺氧

吸入干燥气体,可使气管黏膜干燥充血,分泌物黏稠、结痂,导致排痰困难,甚至发生黏液栓阻塞气道或气管插管,严重者可致呼吸困难甚至窒息。如果吸入气体湿化不足,黏稠的痰液更易积聚于支气管,严重妨碍通气功能。同时可导致吸入气体在肺内分布不均,通气/血流比值失调,加重缺氧,引起或加重肺部炎症。分泌物排出不畅,使细菌易于生长繁殖,引起肺部炎症的加重和发展,甚至形成黏膜溃疡或组织的坏死脱落。

3. 降低肺顺应性

气道得不到湿化,肺顺应性逐步降低,其主要原因是肺表面活性物质遭到破坏或黏液栓的气道阻塞,形成肺小叶或微小肺泡不张。

（二）人工气道湿化过高的危害

若长时间经气管插管吸入较高温湿气体(37～40℃,相对湿度100%),也可使纤毛系统受损;气道阻力加大,甚至支气管痉挛；水潴留过多，使心脏负担加大；肺泡表面活性物质损害，引起肺泡萎陷或顺应性降低；听诊气管内痰鸣音多，早产儿烦躁不安、发绀加重；血氧饱和度下降及心率、血压改变。

(三) 院内感染控制

（1）重复使用的呼吸机湿化管道应该经过高水平的灭菌消毒后再应用于不同患儿。通过人工手段向湿化灌内加水时应注意保持无菌，并采用灭菌注射用水。

（2）应用密闭的自动加水系统时，瓶中未用的那部分水仍可被看作是无菌的，更换呼吸机管路时可以进行重复使用，自动加水系统（管路）应保证一人一套。

（3）呼吸回路内产生的冷凝水被认为是感染性废物，应按照院感制度严格管理。

（4）呼吸回路内的冷凝水作为感染性废物，不可逆流至湿化灌内。

（5）当管路有问题时或者管路内有可视分泌物时应做到按需更换。

第六节　气管插管防脱管技术

一、气管插管防脱管介绍及临床应用现状

早产儿气管内管（ET）的固定没有标准的指南。理

想的插管固定技术是提供更好的稳定与最小的皮肤创伤,最少的反复插管/改变插管深度,易于应用和最小的非计划性拔管率。关于在早产儿中固定气管插管的理想方法十分缺乏,这需要在这一领域采取质量改进措施。质量改进措施需要被引入来减少非计划性拔管率。Neobar(新技术产品,瓦伦西亚,美国)是一个插管保护装置,两端都有不含乳胶成分的水胶体(NeoBond®)固定插管。这是一个小的拱形塑料管与脸颊粘贴垫组成。气管插管被拱形固定而不是直接粘在患儿的上嘴唇上。Neobar 的优点包括:不同颜色意味着尺寸适用于超低体重儿(甚至 400 g);无须撕除胶布的情况下能看到气管插管的管径和在早产儿嘴唇/牙龈的位置;无须任何化学物质移除或者加固 Neobar 装置;方便口腔护理;美观大方。在 2011 年 10 月至 2013 年 12 月间,在北美某高校进行了质量改进研究。2012 年 10 月,经过多次培训后,Neobar 作为一种确保气管插管的固定术被引入。国外多家中心对于引入 Neobar 固定术后非计划拔管率和传统固定术下的非计划拔管率作了对比,结果各异,无统计学意义。国内目前在 Neobar 的基础上研发了自己的气管插管防脱管支架。

二、型号的选择

不同颜色的装置适用于不同体重早产儿,最低甚至可以到 400 g。固定使用方法见图 8 - 5。

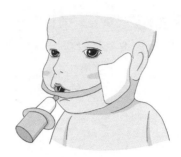

图 8-5 气管内插管固定方法

三、注意事项

非计划性拔管是一种严重的并发症,可导致心肺复苏的心肺并发症。它与增加的镇静需求,延长机械通气和住院时间有关。此外,非计划拔管可能导致在不利的环境下进行重新插管,从而增加早产儿和工作人员的巨大压力。多次插管可能导致气道损伤、水肿和声门下狭窄。

(陶一波　于　玲)

参考文献

［1］BARBER JA. Unplanned extubation in the NICU. J Obstet Gynecol Neonatal Nurs. 2013,42,233-238.

［2］MERKEL L, BEERS K, LWEIS MM, et al. Reducing unplanned extubations in the NICU. Pediatrics,2014,133:e1367-e1372.

［3］SILVA PS, REIS ME, AGUIAR VE, et al. Unplanned extubation in the neonatal ICU: a systematic review, critical ap-praisal，and evidence-based recommendations. Respir Care，2013，58：1237 - 1245.

[4] JAMES K，SPENCCE K. Randomised control trial comparing the use of the NeoBar endotracheal tube holder with standard taping tech-nique for nasal intubation in the newborn infant（Abstract：A175）. J Paediatr Child Health，2011，47（Suppl.1）：58.

[5] VELDMAN A，TRAUTSCHOLD T，WEISS K，et al. Characteristics and outcome of unplanned extubation in ventilated preterm and term newborns on a neonatal intensive care unit. Paediatr Anaesth，2006，16：968 - 973.

[6] CARVALHO FL，MEZZACPPA MA，CALIL R，et al. Incidence and risk factors of accidental extubation in a neonatal intensive care unit. J Pediatr（Rio J），2010，86：189 - 195.

[7] SCOTT PH，EIGEN H，MOYE LA，et al. Predictability and consequences of spontaneous extubation in a pediatric ICU. Crit Care Med，1985，13：228 - 232.

[8] AARC Clinical Practice Guideline：Respir Care，2012，57（5）：782 - 788.

[9] 中国医师协会新生儿科医师分会.一氧化氮吸入治疗在新生儿重症监护病房的应用指南（2019 年版）.发育医学电子杂志，2019，7（4）：241 - 248.

[10] 张玉侠.实用新生儿护理学.北京：人民卫生出版社，2015：276，284 - 285，612 - 661.

[11] SOKOL GM，KONDURI GG，VAN MEURS KP. Inhaled nitric oxide therapy for pulmonary disorders of the term and preterm infant. J Semin Perinatol，2016 Oct，40（6）：356 - 369.

[12] 中国医师协会新生儿科医师分会循证专业委员会，中国医师协会新生儿科医师分呼吸专业委员会.新生儿机械通气时气道内吸引操作指南(2020 年版).中国当代儿科杂志，DOI：10.7499/j.issn.1008 - 8830.2004168.

[13] STOLL BJ, HANSEN NI, BELL EF, et al. Neonatal outcomes of extremely preterm infants from the NICHD Neonatal Research Network. Pediatrics, 2010, 126(3): 443 - 456.

[14] JOBE AH. The new bronchopulmonary dysplasia. Curr Opin Pediatr, 2011, 23(2): 167 - 172.

[15] ELLIOTT D, DUNNE P. Guide to aerosol delivery devices for physicians, nurses, pharmacists, and other health care professionals. Am Assoc Resp Care, 2011: 1 - 64.

[16] 申昆玲,邓力,李云珠,等.糖皮质激素雾化吸入疗法在儿科应用的专家共识(2014年修订版).临床儿科杂志,2014,32(6): 504 - 511.

[17] 中华医学会呼吸病学分会呼吸治疗学组.机械通气时雾化吸入专家共识(草案)(2014 版).中华结核和呼吸杂志,2014, 37(11).

第九章
呼吸机相关性肺炎的预防策略

第一节　概　　述

近年来,随着诊疗技术的不断更新发展和呼吸机性能的日益改进,早产儿抢救成功率明显提高。但是,随着呼吸机在新生儿重症监护病房(NICU)的普及,其并发症——呼吸机相关性肺炎(ventilator associated pneumonia,VAP)的发生率也逐年上升。VAP 已成为各地区 NICU最关注的问题之一,需引起高度重视。

VAP 定义:根据美国 CDC 及国家医疗安全网定义,VAP 为气管插管机械通气 48 小时后出现胸部 X 线肺部渗出表现,气体交换逐渐恶化,并满足至少以下 3 项标准:没有明确原因的体温不稳定、白细胞减少、呼吸道分泌物性状改变、呼吸窘迫、心动过缓或心动过速。

根据 Medun 提出的 VAP 诊断标准:① 患儿机械通气 48 小时后发生肺部炎症;② 体温>37.5℃,呼吸道吸出脓性分泌物,肺部可闻及湿啰音,外周血象白细胞增多

($>10\times10^9$/L);③ 胸部 X 线检查提示肺部有浸润阴影;④ 支气管分泌物培养出病原菌;⑤ 对考虑肺部已存在感染者,应在上机前和上机后 48 小时分别行痰培养,如病原菌不同可考虑 VAP 的诊断。

在 NICU 对机械通气早产儿采用基于证据的预防 VAP 集束化策略可以减少呼吸道致病菌入侵。

第二节　呼吸机相关性肺炎发生的预防策略

(一) 体位的选择

通气早产儿的体位是预防 VAP 的独立因素。作为呼吸机集束化管理的一部分,建议将床头(HOB)升高至 $30°\sim45°$,以减少胃反流和随后的气管抽吸。半卧位的 VAP 发生率比仰卧位低 74%。

体位可以帮助减少早产儿的胃反流,建议将床头升高 $15°\sim30°$,可以降低新生儿的反流风险,尽管 $15°$ 角是许多 NICU 暖箱床头抬高的最大值。通气后早期保持至少 $15°$ 的头部抬高与预防早产儿胃内容物的微量吸入有密切关系。对于诊断为胃食管反流的早产儿,建议在进食后左侧卧位和抬高头部 $30°$。

口咽部污染的早产儿气管定植可以从仰卧位 87% 降低到侧卧位 30%。可以假设将通气的早产儿保持在中线和侧面位置,允许口腔分泌物聚集在侧颊黏膜中,从而降低在 ET 管周围的声门下区域中汇集的风险。

措施:确保早产儿体位是中位线,耐受机械通气后应侧卧位;床头尽可能抬高 15°～30°,胃食管反流早产儿尽可能抬高头部 30°,喂养后确保左侧卧位。

(二)口腔护理

常规口腔护理是 VAP 推荐的预防措施。清除口腔内的致病微生物可以减少吸入或吸入到肺部的可能性,并有助于防止生物膜的形成。

干裂的口腔组织、舌和唇部为细菌增殖的场所,均可引发 VAP。口腔评估结合口腔清洁可降低 50% VAP 的发生,水溶性口腔湿化剂有助于黏膜组织吸收,增加水化。

初乳是生后最初几天的母乳,因含有较多免疫成分而作为口腔护理的重要物质。早产儿口服初乳与口咽部和肠道的淋巴组织相互作用,以帮助支持免疫系统的发展。在唾液中发现的 IgA 和乳铁蛋白的防御成分也存在于初乳中,并可能与人乳寡糖共同作用,提供一个屏障,阻止 VAP 病原体穿透上呼吸道黏膜。早产儿实施 VAP 集束化护理管理中增加初乳口腔护理前后的回顾性研究显示,在减少通气天数、住院时间、气管吸引物阳性和血培养阳性方面没有统计学意义。需要更多精心设计的研究来证明初乳对新生儿免疫发育、VAP 等并发症以及对口腔生物膜的直接影响。

口腔护理频率是每 2～4 小时进行 1 次,防止生物膜的形成。气管插管上有生物膜,并会覆盖到胃管上。移除气管插管或胃管时,生物膜可能脱落到口腔和舌黏膜上,因此重新插管是发生 VAP 的危险因素,在 ET 管插管和 OG 插管前进行口腔护理。

措施:插管后 24 小时内开始口腔护理;每 3～4 小时进行 1 次,重新插管前、重置胃管前需进行口腔护理;细菌容易增殖的区域,如舌、口腔、唇部、气管插管及胃管,均应在口腔护理时轻轻擦洗;口腔护理时应评估口腔、舌、唾液及气管插管、胃管情况;应用水溶性湿化剂或者无菌水保持唇部和齿龈健康,避免使用蜡油或者含有酒精成分的湿化剂;尽可能用母亲初乳进行口腔护理,应用母乳进行口腔护理能促进免疫防御。

(三)加温加湿装置

有创通气时因上呼吸道被气管插管置入,湿化对于预防低体温、呼吸道上皮组织的破坏、支气管痉挛、肺不张以及气道阻塞有着至关重要的作用。某些严重情况下,气道分泌物的过于黏稠可导致气管插管阻塞。

(四)HMV 院内感染控制

(1)重复使用的 HH 应该经过高水平的灭菌消毒后再应用于不同患儿。通过人工手段向湿化灌内加水时应注意保持无菌,并采用灭菌注射用水。

(2)应用密闭的自动加水系统时,瓶中未用的那部分水仍可被看作是无菌的,更换呼吸机管路时可以进行

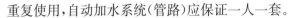

重复使用，自动加水系统(管路)应保证一人一套。

（3）患儿呼吸回路内产生的冷凝水被认为是感染性废物，应按照院感制度严格管理。

（4）呼吸回路内的冷凝水作为感染性废物，不可逆流至湿化灌内。

（5）当管路有问题时或者管路内有可视分泌物时应做到按需更换(除非厂家对呼吸机管路有特殊更换要求时需特殊处理)。

（6）不必为了感染控制或者为了维持其性能而每日更换 HME。它们至少可以安全使用 48 小时，对某些患儿，HME 可以应用长达 1 周以上。

（7）GRADE 标准建议：应用热湿交换器以预防呼吸机相关性肺炎的发生。

第三节　国际上常用的预防策略

VAP 预防策略，分为 7 种常见的 NICU 护理措施。这些措施是根据文献中关于 VAP 如何发展的情况，然后根据特定的新生儿护理实践制订的。为了预防痰液分泌物的定植制订了新生儿护理干预措施，措施涉及口腔护理、吸吮、喂养、定位和插管，利用感染预防措施，整合个性化的早产儿 VAP 护理(表 9 - 1 和表 9 - 2)。

表 9 - 1　新生儿 VAP 预防证据原理

新生儿 VAP 预防	证 据 原 理
手卫生	
● 与早产儿接触前后要保持细致的手部卫生,进行口腔护理和呼吸设备及用品的处理	● 在遵守手部卫生规定的情况下,新生儿 VAP 率降低了约 1/3 ● 在护理实践过程中,护理人员容易造成口腔污染,如气管内吸痰和设备操作
● 处理呼吸机冷凝液和其他呼吸道/口腔分泌物时请戴上手套	● 有证据支持的策略是在处理呼吸机冷凝水时戴上手套,并在处理呼吸设备前后进行细致的手部卫生
气管插管	
● 每次插管时使用无菌气管插管 ● 在插管前或插管过程中,确保管子不接触床或其他环境物体 ● 使用消毒喉镜	● 交叉污染风险可以通过使用无菌技术和无菌或消毒设备来降低
● 至少 2 名 NICU 工作人员更换气管胶带或重新定位	● 为防止意外拔管,必须维持足够的工作人员
吸痰	
● 前鼻咽下的透明分泌物: 　○ 气管插管操作(如,复位或吸出) 　○ 重新定位患儿 　○ 拔管 　○ 再插管	● 声门下区的分泌物迅速被病原菌定植 ● 吸痰会使重新定位 ET 管的患儿吸入混合口咽部和鼻咽部分泌物的风险降低
● 使用密闭式吸痰系统	● 开放式吸痰可以将呼吸道病原体传播到患儿周围环境中。NICU 护士报告说,闭吸系统更容易,使用更快,患儿的耐受性更好

（续表）

新生儿 VAP 预防	证 据 原 理
● 在按需吸痰的基础上，避免使用生理盐水	● 生理盐水不会使痰液变薄移动，但会对动脉血氧和全身组织的氧合产生不利影响，并可使细菌菌落移动

喂养

● 防止胃膨胀： 避免进食过多 每 4 小时检查一次胃残余量，监测腹围 实施预防反流的措施（见"体位"部分）	● 由于腹内压和胃过胀，间歇性或大量进食会增加胃膨胀的风险 ● 避免胃胀，每 4 小时监测胃液残留，以降低吸入胃内容物的风险

体位

● 机械通气时，确保患儿处于中线位、侧卧位	● 经口咽污染的新生儿气插管，定植概率已从仰卧位的 87% 减少到侧卧位的 30%
● 尽可能保持床头抬高 15°～30°	● 机械通气时保持床头抬高至少 15°，同时可以减少早产儿胃内容物的微量误吸
● 早产儿胃食管反流： ○ 提高床头尽可能 30° ○ 确保喂食后左侧卧位	● 对于反流的早产儿，使床头抬高 30°，每次喂食后给予左侧卧位

口腔护理

● 插管后 24 小时内开始口腔护理	● 早产儿在出生后 24 小时内口腔污染定植菌被检测出 ● 再插管早产儿在插管 24 小时内被检测出口腔病原菌定植

新生儿 VAP 预防	证 据 原 理
● 定时提供口腔护理： ○ 每 3～4 小时 ○ 如果时间允许的情况下,气管插管前进行口腔护理 ○ 在 OG 管重新插入前	● 证据支持每 2～4 小时进行一次口腔护理 ● 在插管的早产儿 ET 管上识别生物膜,并可以假设覆盖 OG 管 ● 插管是 VAP 发生的一个危险因素 ● 在拔管过程中,ET 管或 OG 管表面的生物膜负载可能擦到口腔/舌头上
● 在口腔护理过程中,用温和的擦洗方法,清洁将已知的细菌增殖区域(如舌头、口腔组织、嘴唇、ET 管和 OG 管)	● 生物膜形成于口腔的惰性表面,如 ET 或 OG 管 ● 口腔组织、舌头和嘴唇干燥和开裂,为 VAP 相关物种的细菌增殖提供区域
● 对口腔组织、舌头、唾液和 ET/OG 管进行口腔护理评估	● 通过口腔评估与口腔卫生相结合,结果显示 VAP 率下降了 50%
● 使用水溶性保湿霜/无菌水来帮助保持嘴唇和牙龈健康 如果有开放性伤口,避免使用含石油的润肤霜 避免使用含有酒精和柠檬甘油化合物的润肤霜	● 水溶性口服液可以帮助组织吸收和补充水分 ● 如果有开放性伤口,以石油为基础的口腔润肤霜可能会导致感染,如果摄入或吸入,它们不易分解和消除 ● 含酒精的口腔保湿剂和柠檬甘油化合物会导致口腔组织过度干燥

呼吸设备/用品

● 使用单独的吸引导管、连接管和气罐进行口腔和气管吸引	● 打开一个"封闭"的系统可以使呼吸道病原体传播到早产儿周围的环境

（续表）

新生儿 VAP 预防	证 据 原 理
● 只有在有污渍或有其他指示时,才更换在使用中的呼吸机管路系统 ● 每接触 ET 管接头后,用酒精清洗可重复使用的复苏袋连接器 ● 将复苏袋放在早产儿的暖箱外,放在干净的、非密封的塑料袋中	● 避免打开呼吸机回路,只有当呼吸机管路系统被污染或以其他方式表明,以防止呼吸病原体传播到早产儿的环境 ● 呼吸设备可能会携带引起 VAP 感染的病原体,应避免与早产儿的床直接接触,以防止环境污染
● 不使用开放式的痰液收集装置 ● 每 24 小时更换一次口腔吸引导管和痰液收集袋 ● 一次性使用球茎注射器	● 使用口腔吸引设备可使口腔咽部的病原体污染早产儿的环境 ● 口腔吸引设备可在 24 小时内被病原体定植 ● 球根注射器很难清洗,建议一次性使用
● 每 2～4 小时重新更换体位前将呼吸机管路内的冷凝水排走 ● 避免断开呼吸机回路,以防止倒灌,如重新更换体位和排放冷凝液 ● 明显污迹或机械故障时,更换呼吸机回路、呼吸盒 ● 使用加温加湿器、使用有加热导丝的呼吸机管路	● 避免设备污染 ● 在每 2～4 小时重新翻身之前,倾倒呼吸机管路内冷凝水时,保持呼吸机回路密闭,避免凝水倒灌 ● 避免常规更换呼吸机呼吸盒 ● 使用加温加湿器减少冷凝液的产生
发生考虑	
● 在护理措施期间,对早产儿的行为线索提供细心的观察,并根据需要调整护理措施	● 令早产儿厌恶的口腔护理操作可能导致早产儿动眼模式的异常发育

Weber CD et al. Applying Adult Ventilator-associated Pneumonia Bundle Evidence to the Ventilated Neonate. Adv Neonatal Care. 2016 Jun; 16(3)：178–190.

表 9 - 2　预防新生儿 VAP 的集束化策略

手卫生

- 做呼吸道护理前后、接触呼吸管路物品以及做口腔护理前后都要做好细致的手卫生
- 处理冷凝水和触碰呼吸道、口腔分泌物时需要戴手套

气管插管操作

- 每次插管都需要使用新的无菌管道
- 确保插管过程中气管导管不要碰到床单或者环境中的其他物品
- 使用消毒过的喉镜
- 每次更换气管插管胶布或者更换体位时都应该由至少两位医护人员配合

吸痰操作

- 重新固定插管时、更换胶布时、吸痰时、更换体位时、拔管时、重新插管时都需要清理咽后壁的分泌物
- 应用密闭式吸痰系统
- 按需进行吸痰,并避免使用生理盐水稀释痰液

喂养

- 避免胃胀(避免推注喂养,每 4 小时检查胃潴留,监测腹围)
- 应用相应的护理措施预防反流(体位护理)

体位

- 确保患儿体位是中位线,当耐受机械通气之后应给予侧卧位
- 保持床头尽可能抬高 15°～30°
- 对于胃食管反流新生儿尽可能抬高头部 30°
- 喂养后确保左侧卧位

口腔护理

- 插管后 24 小时之内开始口腔护理
- 口腔护理的时机：每 3～4 小时一次；在重新插管之前；在重置胃管之前

（续表）

口腔护理

- 细菌容易增殖的区域例如舌头、口腔、唇部、气管插管以及胃管都应该在做口腔护理的时候轻轻擦洗
- 口腔护理时应该评估口腔、舌头、唾液以及气管插管、胃管的情况
- 应用水溶性的湿化剂或者无菌水来保持的唇部和齿龈的健康，避免使用石蜡油或者含有酒精成分的湿化剂
- 尽可能获得母亲的初乳进行口腔护理
- 呼吸道护理用物管理
- 使用单独的吸痰管、连接管等进行口腔和气道吸引
- 只有在密闭式系统有更换指征（例如污染时）时进行更换
- 每次使用完复苏囊都需要进行清洁消毒处理
- 保持复苏囊不要放在患儿床单位上，保持放在一个干净的、不密封的塑料袋里面
- 每次用完后，口腔吸引管道应该放置在清洁、不密封的塑料袋里面，不应该放在患儿暖箱里面
- 每24小时更换口腔吸引管以及储存袋
- 用针筒吸引时应该即用即扔
- 每2～4小时在更换体位前引流一次冷凝水
- 避免断开呼吸机管道进行操作，例如更换体位或者引流冷凝水的时候
- 如果呼吸机管道有可见的污染或者机械通气功能不正常时可以考虑更换
- 应用双程可加热的呼吸机回路

胡晓静，朱晓婷，郑如意，等.基于证据的预防呼吸机相关性肺炎集束化策略在新生儿的临床应用［J］. Chin J Neonatol，September 2018，Vol.33，No.5：334-338.

（于 玲）

参考文献

［1］GARLAND JS. Strategies to prevent ventilator-associated pneumonia in neonates. Clin Perinatol，2010，37：629-643.

［2］AFJEH SA，SABZEHEI MK，KARIMI A，et al. Surveillance of ventilator-associated pneumonia in a neonatal intensive care unit：characteristics，risk factors，and outcome. Arch Iran Med，2012，15(9)：567－571.

［3］中华医学会重症医学分会.呼吸机相关性肺炎诊断、预防和治疗指南(2013).中华内科杂志,2013,52(6)：524.543. DOI：10.3760/cma.j.issn.0578.1426.2013.06.024.

［4］CEBALLOS K，WATERMAN K，HULETT T，et al. Nurse-driven quality improvement interventions to reduce hospital-acquired infection in the NICU. Adv Neonatal care，2013，13(3)：154－163;quiz 164－165.

［5］SPATZ DL. Innovations in the provision of human milk and breastfeeding for infants requiring intensive care. J Obstet Gynecol NeonatalNurs，2011，41(1)：138－143.

［6］ROSENTHAL VD，RODRIGUEZ-CALDERON ME，RODRIGHEZ-FERRER M，et al. Findings of the international nosocomial infection control consortium (INICC)，part Ⅱ：impact of a multidimensional strategy to reduce ventilator-associated pneumonia in neonatal intensive care units in 10 developing countries. Infect Control Hosp Epidemiol，2012，33(7)：704－710.

［7］SMULDERS CA，VAN GESTEL JP，BOS AP. Are central line bundles and ventilator bundles effective in critically ill neonates and children?. Intensive Care Med，2013，39(8)：1352－1358.

［8］ALY H，BADAWY M，EL-KHOLY A，et al. Randomized，controlled trial on tracheal colonization of ventilated infants：can gravity prevent ventilator-associated pneumonia?. Pediatrics，2008，122(4)：770－774.

［9］GARLAND JS. Strategies to prevent ventilator-associated pneumonia in neonates. Clin Perinatol，2010，37(3)：629－643.

［10］DUTTA S，SINGH B，CHESELL L，et al. Guidelines for

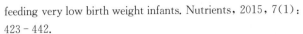

feeding very low birth weight infants. Nutrients，2015，7(1)：423 - 442.

［11］CORVAGLIA L，ROTATORI R，FERLINI M，et al. The effect of body positioning on gastroesophageal reflux in premature infants：evaluation by combined impedance and pH monitoring. J Pediatr，2007，151(6)：591 - 596.

［12］王辰,梁宗安,詹庆元,等.呼吸治疗教程.北京：人民军医出版社,2010：136 - 141.

［13］ISMAIL KURSAD GOKCE，HAYRIYE GOZDE KANMAZ KUTMAN，NURDAN URAS，et al. Successful Implementation of a Bundle Strategy to Prevent Ventilator-Associated Pneumonia in a Neonatal Intensive Care Unit. Journal of Tropical Pediatrics，2018，64，183 - 188 doi：10.1093/tropej/fmx044.

［14］胡晓静,朱晓婷,郑如意,等.基于证据的预防呼吸机相关性肺炎集束化策略在新生儿的临床应用. Chin J Neonatol，September 2018，33(5)：334 - 338.

附 录

新生儿气道集束化护理
管理技术关键点总结

附表 1　各项气道管理技术关键点

项　目	关　键　点	注　意　点	是否完成
NICU 负压吸引装置连接与启动	检查负压吸引装置是否需要更换(容量和日期)	废液收集袋使用时间不超过 72 小时,废液收集量不可超过容量的 2/3	
	需更换者,洗手并准备所需用物,做好检查		
	正确连接引流管		
	打开负压吸引表头,将引流管末端反折,指针出现快速上升	指针快速上升无下降,表明装置负压吸引有效,无漏气现象。同时需观察废液收集袋形状,如逐渐膨胀表明连接正确;如被压缩表明引流管的吸入端和吸出端连接错误	
	负压吸引器调至所需要的负压	新生儿: <100 mmHg	

项　目	关　键　点	注　意　点	是否完成
鼻导管吸氧	双人核对		
	评估患儿鼻腔情况,选择合适的吸氧方式	一定是空气和氧气混合后的气体(务必使用空氧混合仪)	
	评估用氧装置:评估有无墙式氧气流量表评估氧气钢瓶氧气余量(≥5 MPa)	评估周围有无明火,是否是用氧的安全环境	
	用干棉签蘸冷开水后清洁鼻腔		
	连接氧气流量表,连接鼻氧管		
	根据医嘱调节氧流量并检查氧气流出是否通畅(两种方法选其一)	① 放入冷开水中,看有无气泡溢出 ② 将管口靠近手腕内侧,感觉有无气流	
	双侧鼻导管:将鼻导管插入双侧鼻孔内,深度0.5 cm		
	单侧鼻导管:将鼻导管插入一侧鼻孔(长度为鼻尖至耳垂的1/3)		
	双侧鼻导管固定:从耳后绕至下颌处固定	固定好,留出活动余地,保持导管通畅	
	单侧鼻导管固定:胶布交叉固定于鼻翼上,并用胶布在面颊部使用高举平台法固定	固定好,留出活动余地,保持导管通畅	
	观察用氧的效果,调整适合的氧浓度	医护都可以根据血氧饱和度监测结果调整氧浓度,但是应该注意每次调整幅度不能超过5%,小早产儿不超过2%	

（续表）

项 目	关 键 点	注 意 点	是否完成
口鼻腔吸痰法	吸痰管[根据患儿的年龄选择吸痰管 F5（ELBW）；6♯：<6 个月]	防止心率（<100 次/分）和血氧饱和度下降太多（<85%）	
	负压的选择<100 mmHg（0.013 MPa）		
	保持头和身体一中线		
	两人配合	一人辅助体位并进行安抚	
	按需吸引（做好评估）	VLBW/ELBW 生后早期不强调吸引	
	注意无菌		
	观察痰液的色、质、量、SPO_2、离氧耐受度、痰液黏稠度	详细交班	
新生儿气管插管内开放式吸痰	用听诊器听诊肺部，或触摸患儿双肺，评估气道、鼻腔和口腔分泌物的情况	吸痰前观察患儿情况，上调呼吸机参数，给予提高氧浓度 FiO_2 10%~15%，提高呼气末压力 1 cmH$_2$O，或者呼吸囊加压给氧，注意动作轻柔，频率参照呼吸机参数	
	其他同口鼻腔吸引	患儿情况平稳时先吸引口鼻腔再吸引气管插管，患儿情况不稳定时，先吸引气管插管，再吸引口鼻腔	
	尽可能采用密闭式吸痰管		

(续表)

项　目	关　键　点	注　意　点	是否完成
新生儿气管插管密闭式吸痰管的安装及吸痰操作	选择比气管插管小一号的接口	有利于接口与剪后的气管插管相连	
	根据插管的深度用无菌剪刀将气管插管剪至13～15 cm	剪短插管以减少通气无效腔量	
	将选择好的接管大口径孔与呼吸机接口相连接,中口径孔与密闭式吸痰管连接,小口径孔与气管插管相连接,并调整管道位置,保持呼吸机管路在气管插管的下方	部位正确	
	吸引前翻身,两人合作		
	吸引时应用测量法插入吸痰管深度	密闭式吸痰管上不同颜色显示不同刻度,应送至相应的颜色处	
	将密闭式吸痰管拉至Y型管前端	防止因密闭式吸痰管过长堵塞气道,或过短而引起漏气	
	患儿情况平稳,下调呼吸机参数		
机械通气患儿口腔护理	清洁所有4个象限的牙龈表面和口咽部的上后部。轻轻擦洗ET管外表面和OG管		
	每3～4小时进行口腔护理		
	做好唇部护理		
	注意使用无菌水		

（续表）

项　目	关　键　点	注　意　点	是否完成
无创机械通气操作流程	若口鼻腔分泌物多则需先吸痰,保证气道通畅		
	连接湿化瓶,向湿化罐内注水		
	连接电源、气源、打开主机及湿化器开关		
	一手堵住鼻塞/鼻罩出气孔,根据医嘱调节相应FiO_2、PEEP及湿化温度参数	初始设定参数应略小于医嘱参数,防止佩戴CPAP时参数变高	
	贴鼻贴、佩戴CPAP帽子、发生器,调节合适参数	贴鼻贴、面贴:大小适宜、覆盖被压迫处,不遮鼻孔、眼睛	
	戴帽	正面过前额,背面包后脑,侧面过耳垂,左右对称,松紧适宜,根据患儿情况适当调整	
	佩戴发生器:位置合适,松紧适宜	帽前沿搭扣固定送气管及测压管,发生器两侧固定带依次由后向前、由内向外穿于帽子两侧3洞,固定于帽子左右面搭扣上,松紧适宜	
	CPAP发生器排气管固定于帽顶	对于鼻塞患儿,应将排气管固定成拱形,减少对患儿鼻中隔的压迫	
	根据患儿脉氧及呼吸情况调节参数至患儿生命体征平稳并长按报警键设置报警上下限	与医生沟通	

项 目	关 键 点	注 意 点	是否完成
无创机械通气操作流程	调整排气管及发生器两细管的位置,并在排气管路末端套上薄膜手套,胶布固定且保证排气口通畅	保证排气管路由上往下行走,两细管不过分牵拉发生器的鼻部,薄膜手套末端应该留有换气口,防止气体排出不畅	
	予以合适体位,可据情况在鸟巢下患儿肩下处放置垫枕	帮助开放患儿气道,留置并开放胃管	
	评估患儿	进行性呼吸困难有无减轻,脉氧及呼吸困难有无改善,提醒医生及时复查血气,若达插管指征则需立刻配合医生行气管插管	
NICU 患儿 VAP 预防措施核查表	关注呼吸机相关性事件(VAE),如:呼吸状况、感染状况、气胸、肺水肿、肺不张、肺炎等		
	是否有床头抬高禁忌证	床头抬高度数 15～30°	
	镇静(1＝持续镇静;2＝无;3＝间歇镇静)		
	口腔护理次数		
	口腔护理液(1＝生理盐水;2＝碳酸氢钠;3＝母亲初乳/母乳)		
	吸痰次数以及方法		
	气道吸引方式(C＝密闭式;O＝开放式)		

（续表）

项　目	关　键　点	注　意　点	是否完成
NICU 患儿 VAP 预防措施核查表	断开呼吸机吸痰,呼吸机管路处理(1＝手拿着;2＝放在床单上;3＝放在患儿胸前;4＝放在无菌纱布上;5＝一次性手套保护)		
	冷凝水及时倾倒(不超过积水杯1/2)		
	一次性管道的应用		
	呼吸道用物的管理		

附表 2　机械通气撤离注意事项及失败常见原因

撤机注意事项	撤机/拔管失败常见原因
撤机前清除气道和口鼻腔分泌物	气道分泌物潴留
撤机前适当给高浓度氧	呼吸肌疲劳
撤机后保持呼吸道通畅	上气道阻塞(喉头水肿)
撤机后可使用激素雾化	呼吸机依赖
撤机后 30～60 分钟后复查血气	呼吸中枢兴奋性降低、过度镇静
	拔管后发生新的疾病和病情改变
	心功能不全

（于　玲）